Dr. med. Franjo Grotenhermen, Dr. rer. nat. Britta Reckendrees

Die Behandlung mit Cannabis und THC
Medizinische Möglichkeiten, Rechtliche Lage, Rezepte, Praxistipps

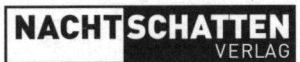

Impressum

Verlegt durch:

NACHTSCHATTEN VERLAG AG
Kronengasse 11
CH-4500 Solothurn
Tel: 0041 32 621 89 49
Fax: 0041 32 621 89 47
info@nachtschatten.ch
www.nachtschatten.ch

© 2006, 2012, 2014, 2015 Nachtschatten Verlag AG
© 2006, 2012, 2014, 2015 F. Grotenhermen & B. Reckendrees

Lektorat: Barbara Blankart

Umschlaggestaltung und Layout: Sven Sannwald

Druck: Druckerei & Verlag Steinmeier GmbH, Deiningen

Printed in Germany

ISBN 978-3-03788-147-7

Nachdruck und sonstige Reproduktion nur mit schriftlicher Genehmigung des Verlages.

Inhalt

Vorwort 8

Therapie mit Cannabis: Die wichtigsten Vor- und Nachteile 9
- Die wichtigsten Vorteile auf einen Blick 9
- Die wichtigsten Nachteile auf einen Blick 9

Welche Cannabisprodukte können medizinisch verwendet werden? 12
- Cannabis und Cannabinoide - eine Einführung 12
- Ganzpflanzenprodukte und isolierte Cannabinoide 13
- Definitionen und Erläuterungen 16
- Praxistipps 17

Medizinische Wirkungen von Cannabis und THC 18
- Hintergrund: Das breite Wirkungsspektrum von Cannabis und THC 18
- Praxistipps 20

Rechtliche Lage 22
- Die rechtliche Situation in Deutschland 22
- Anträge beim Bundesinstitut für Arzneimittel und Medizinprodukte 25
- Rechtliche Lage in der Schweiz 26
- Rechtliche Lage in Österreich 26
- Praxistipps 27

Arzt-Patient-Beziehung 29
- Was darf der Arzt? 29
- Ärztliche Schweigepflicht 29
- Praxistipps 31

Kostenübernahme für Dronabinol durch die Krankenkassen 32
- Verschreibungsfähigkeit von Dronabinol in Deutschland 32
- Erstattungspflicht der Krankenkassen 33
- Österreich 35
- Praxistipps 36

Möglichkeiten der Einnahme von Cannabisprodukten ... 37
- Einnahme natürlicher Cannabisprodukte ... 37
- Rauchen von natürlichen Cannabisprodukten ... 37
- Orale Einnahme von natürlichen Cannabisprodukten ... 39
- Einnahme pharmazeutischer Cannabisprodukte ... 40
- Praxistipps ... 40

Dosierung und Dosisfindung ... 42
- Dosisfindung ... 42
- Dosierung von THC-Präparaten ... 43
- Dosierung bei verschiedenen Erkrankungen ... 43
- Toleranzentwicklung ... 44
- Überdosierung ... 45
- Praxistipps ... 46

Nebenwirkungen ... 47
- Akute Nebenwirkungen ... 47
- Akute psychische Nebenwirkungen ... 47
- Akute körperliche Nebenwirkungen ... 48
- Langzeitnebenwirkungen ... 48
- Einfluss auf Psyche und Denken ... 49
- Abhängigkeit ... 50
- Immunsystem ... 50
- Hormonsystem ... 51
- Cannabiskonsum während der Schwangerschaft ... 52
- Risiken des Rauchens ... 52
- Nebenwirkungen der rechtlichen Situation ... 53
- Praxistipps ... 54

Wechselwirkungen mit anderen Medikamenten ... 55
- Wichtige Wechselwirkungen ... 55
- Übersicht über die wichtigsten Wechselwirkungen ... 56
- Ungünstige Kombinationen mit Cannabisprodukten ... 57
- Praxistipps ... 57

Cannabis, Fahrtüchtigkeit und Fahreignung 59
- Rechtliche Grundlagen und Praxis in Deutschland - Fahrtüchtigkeit 59
- Fahreignung 60
- Österreich 61
- Schweiz 62
- Auswirkungen von Cannabiskonsum auf die Fahrtüchtigkeit 62
- Auswirkungen von Cannabiskonsum auf die Fahreignung 63
- Auswirkungen von Cannabiskonsum auf das Unfallrisiko 64
- Nachweis von THC-Konsum 64
- Praxistipps 66

Cannabiskonsum und Arbeitsplatz 68
- Praxis im Umgang mit Cannabis am Arbeitsplatz 68
- Drogentests 69
- Beamtenrecht 69
- Kündigung bei Pflichtverletzung 70
- Praxistipps 70

Cannabisanbau und Lagerung 72
- Rechtliche Grundlagen des Cannabisanbaus 72
- Anbaumöglichkeiten 73
- Pflanzenanzucht mit Samen 74
- Cannabiszucht mit Stecklingen 76
- Ernte 78
- Lagerung 79
- Praxistipps 79

Anhang 80
- Zum Kapitel „Rechtliche Lage" 80
- Zum Kapitel „Kostenübernahme von Dronabinol durch die Krankenkassen" 85
- Zum Kapitel „Möglichkeiten der Einnahme von Cannabisprodukten" 86
- Zum Kapitel „Cannabis, Fahrtüchtigkeit und Fahreignung" 93
- Weiterführende Literatur 97
- Adressen 100
- Über die Autoren 101

Vorwort

Dieses Buch befasst sich mit der praktischen Anwendung von Cannabis und Dronabinol (THC) zu medizinischen Zwecken. Es gibt eine Einführung und praktische Ratschläge zu einem möglichen Zugang zu Cannabisprodukten, zu möglichen Formen der Einnahme, zur Dosierung, zu möglichen Wechselwirkungen mit anderen Medikamenten, zum Gespräch mit dem Hausarzt, zum Umgang mit der Krankenkasse sowie zu vielen rechtlichen und weiteren Fragen, die sich bei der medizinischen Anwendung von Cannabisprodukten in der Praxis ergeben können.

Dieses Buch ist keine theoretische Abhandlung über die Geschichte der medizinischen Verwendung von Cannabisprodukten, über ihre pharmakologische Wirkungsweise und über Forschungsergebnisse zu verschiedenen Anwendungsgebieten.

Die Entscheidung, ob Cannabis oder THC bei einer bestimmten Erkrankung möglicherweise sinnvoll eingesetzt werden können, ist meistens leicht zu treffen. Danach stellen sich jedoch Fragen, die an anderer Stelle nicht in ausreichender Weise beantwortet werden und dem Unerfahrenen daher häufig Probleme bereiten. Dieses Buch will bei der Beantwortung dieser Fragen eine fundierte und doch überschaubar gehaltene Hilfestellung geben. Es stützt sich dabei auf eine langjährige Erfahrung bei der Beratung von Patienten und Ärzten.

Da sich die rechtlichen Rahmenbedingungen für die medizinische Verwendung von Cannabisprodukten ändern können, empfehlen wir dem Leser, sich durch eine Kontaktaufnahme mit der Arbeitsgemeinschaft Cannabis als Medizin (Adresse im Anhang) auf den aktuellen Stand zu bringen.

Wir möchten uns recht herzlich bei Dr. med. Kurt Blaas, Carsten Elfering, Gabriele Gebhardt, Dr. med. Kirsten Müller-Vahl, Dr. med. Martin Schnelle und Rainer Thewes für ihre hilfreichen Hinweise und Anregungen bedanken.

Neunkirchen-Seelscheid und Düsseldorf, im April 2006

Franjo Grotenhermen
Britta Reckendrees

Therapie mit Cannabis: Die wichtigsten Vor- und Nachteile

Die wichtigsten Vorteile auf einen Blick
1. Cannabisprodukte schaden auch bei einer Verwendung über viele Jahre in therapeutischen Dosen nicht den inneren Organen. Selbst starke Cannabiskonsumenten, die mehrere Jahrzehnte regelmässig grosse Cannabismengen konsumiert haben, weisen im Allgemeinen keine Veränderungen des Magens, des Herzens, der Leber und der Nieren auf, wenn sie nicht gleichzeitig Substanzen verwendet haben, die diese Organe schädigen können. Bei einer bereits bestehenden Leberzirrhose kann starker Cannabiskonsum allerdings möglicherweise das Fortschreiten der Zirrhose beschleunigen.

2. Cannabisprodukte üben eine Vielzahl von Wirkungen aus. Sie können daher nicht selten mehrere Symptome einer Erkrankung lindern. Dazu zählen beispielsweise Schmerzen, Muskelspastik, Blasenfunktionsstörungen und Schlafstörungen bei multipler Sklerose sowie Appetitlosigkeit, Übelkeit, Schmerzen und Depressionen bei Krebs. Diese Art der Kombinationstherapie kann in einigen Fällen mehrere andere Medikamente ersetzen.

3. Cannabisprodukte können gut mit den meisten anderen Medikamenten kombiniert werden. Beispielsweise ergänzen sich die schmerzlindernden Wirkungen von Opiaten und dem wichtigsten Cannabiswirkstoff Dronabinol (THC), so dass Morphium und Dronabinol oft zusammen vom Arzt verschrieben werden. Dabei verstärkt das THC nicht nur die Schmerzlinderung durch Morphium, sondern kann auch die Übelkeit lindern, die häufig durch Opiate hervorgerufen wird.

4. Cannabis ist, wenn es an einem sonnigen Platz selbst angebaut wird, ein preiswertes Medikament. Der Selbstanbau von Cannabisprodukten könnte bei der Behandlung chronisch Kranker leicht zu Einsparungen im Gesundheitswesen in dreistelliger Millionenhöhe führen.

Die wichtigsten Nachteile auf einen Blick
1. Cannabisprodukte können von vielen Patienten aus rechtlichen oder finanziellen Gründen nicht medizinisch genutzt werden. Die Kosten einer Behandlung mit dem Cannabiswirkstoff Dronabinol, der vom Arzt verschrieben wurde, werden von den Krankenkassen häufig nicht erstattet. Die Verwendung von natürlichen Cannabisprodukten wie Marihuana (Cannabiskraut) und Haschisch (Cannabisharz) ist im Allgemeinen verboten.

2. Es gibt in Deutschland, Österreich und der Schweiz bisher kein arzneimittelrechtlich zugelassenes Fertigpräparat des seit 1998 in Deutschland verschreibungsfähigen Dronabinols. Es kommen daher in den deutschsprachigen Ländern entweder das aus den USA importierte Dronabinol-Fertigpräparat Marinol® oder vom Apotheker hergestellte Rezepturarzneimittel zum Einsatz. In beiden Fällen sind die Krankenkassen häufig nicht zur Kostenübernahme verpflichtet. Bei einem durchschnittlichen Tagesbedarf von 10 bis 20 Milligramm Dronabinol entstehen monatliche Behandlungskosten von etwa € 250 bis 500. Illegaler Cannabis ist deutlich preiswerter.

3. Die medizinische Verwendung natürlicher Cannabisprodukte ist in Deutschland, Österreich und der Schweiz illegal. In der Schweiz, in Österreich und manchmal auch in Deutschland wird die medizinische Verwendung natürlicher Cannabisprodukte toleriert. Kommt es zur Anklage wegen illegalen Cannabisbesitzes so wird der Grund des Besitzes, nämlich die medizinische Verwendung bei einer schweren Erkrankung, meistens strafmildernd berücksichtigt. In der Schweiz und in Österreich gab es in den vergangenen zwei bis drei Jahren nach unserer Kenntnis keine Verurteilungen wegen Cannabisbesitzes zum medizinischen Eigenbedarf. In Deutschland gab es auf der einen Seite einige Freisprüche, auf der anderen Seite jedoch in einigen Fällen beim Besitz grosser Mengen hohe Geldstrafen.

4. Cannabisprodukte werden wegen ihrer akuten psychischen Nebenwirkungen häufig nicht gut vertragen, oder es können wegen dieser Nebenwirkungen nicht die Dosen verabreicht werden, die für eine ausreichende Therapie eigentlich notwendig wären. Die Dosen, bei der psychische Nebenwirkungen auftreten, variieren stark von Person zu Person und liegen meistens bei 5 bis 20 Milligramm THC pro Tag. Um psychische Nebenwirkungen zu vermeiden, sollte die Behandlung mit geringen Dosen begonnen werden und dann langsam in den nächsten Tagen und Wochen bis zur erforderlichen Dosis gesteigert werden.

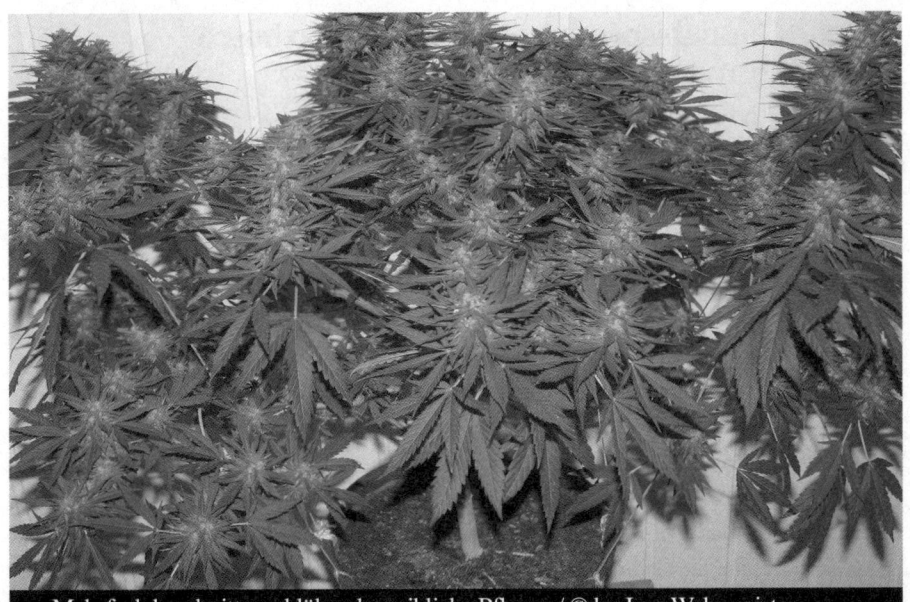

Mehrfach beschnittene, blühende weibliche Pflanze / © by Jens Wehrmeister

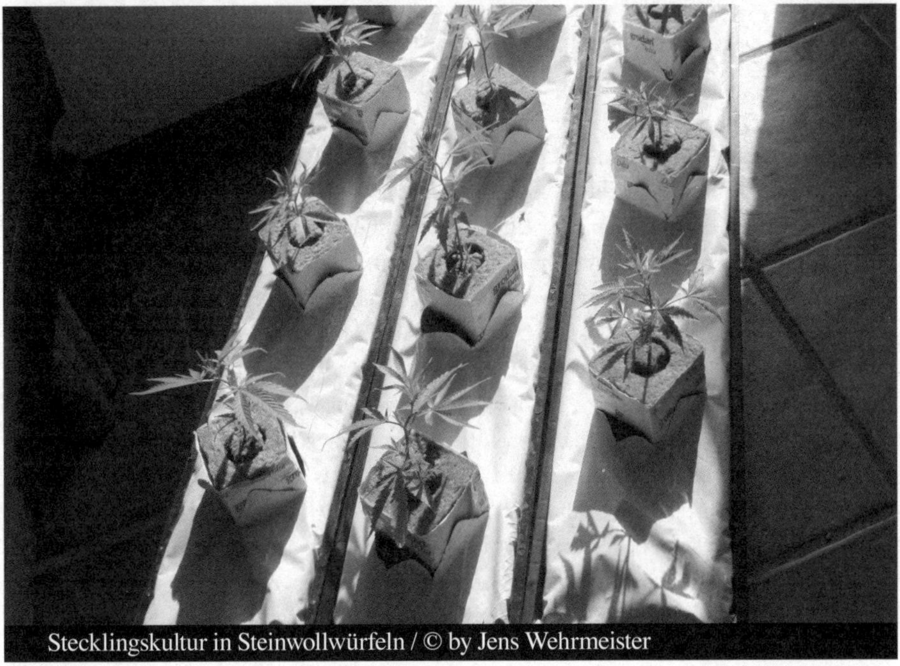

Stecklingskultur in Steinwollwürfeln / © by Jens Wehrmeister

Welche Cannabisprodukte können medizinisch verwendet werden?

Der medizinisch wirksamste Inhaltsstoff der Hanfpflanze (Cannabis) ist das Delta-9-Tetrahydrocannabinol (kurz: THC). Zu medizinischen Zwecken können THC-haltige Medikamente sowie Produkte von Hanfpflanzen, die viel THC enthalten, verwendet werden. Zu den natürlichen und medizinisch wirksamen Produkten der Hanfpflanze zählen Cannabiskraut (Marihuana) und Cannabisharz (Haschisch). Dieses Kapitel enthält einige weitergehende Erläuterungen zu der Cannabispflanze, ihren relevanten Inhaltsstoffen und deren Wirkweise sowie den unterschiedlichen Cannabisprodukten. Ausserdem finden Sie am Ende dieses Kapitels eine Übersicht, in der die wesentlichen Begriffe noch einmal kurz erklärt werden.

Cannabis und Cannabinoide - eine Einführung

Cannabis sativa L. (Cannabis sativa Linné), kurz Cannabis, ist der lateinische Name für die Hanfpflanze. Sie gehört zur Ordnung der brennesselartigen Gewächse. Zusammen mit der Gattung Humulus (Hopfen) gehört Cannabis zur Familie der Cannabidaceae (Cannabisartigen). Hanf ist eine grüne, im Allgemeinen einjährige Pflanze. THC-arme Hanfsorten werden gelegentlich Faserhanf oder Industriehanf genannt und dürfen in etwa 30 Ländern der Erde, darunter in Deutschland, angebaut werden, um Fasern für die Industrie und Hanfsamen für die Ernährung zu gewinnen. Faserhanf darf in der Europäischen Union maximal 0,2 Prozent THC enthalten, damit eine Berauschung mit diesem Hanf sicher ausgeschlossen werden kann. THC-reiche Hanfsorten können Drogenhanf genannt werden. Aus ihnen werden Marihuana und Haschisch gewonnen. Die weiblichen Pflanzen weisen einen höheren THC-Gehalt auf als männliche, so dass zur Marihuana- und Haschischherstellung meistens nur die weiblichen Pflanzen verwendet werden.

Die Hanfpflanze enthält charakteristische Inhaltsstoffe, welche als Cannabinoide bezeichnet werden. Bis heute wurden 66 verschiedene Cannabinoide gefunden, die sich mehrheitlich zehn Gruppen zuordnen lassen. Die wichtigste Gruppe ist die THC-Gruppe mit neun verschiedenen Cannabinoiden. Der bedeutendste Vertreter dieser Gruppe ist das Delta-9-Tetrahydrocannabinol oder kurz Delta-9-THC beziehungsweise THC. Der internationale Freiname für das in der Hanfpflanze natürlich vorkommende THC lautet Dronabinol. Es ist sowohl für die meisten medizinischen Eigenschaften als auch für die charakteristischen psychischen Wirkungen von Cannabis verantwortlich. Es wirkt beispielsweise aufheiternd, muskelentspannend, antiepileptisch, brechreizhemmend, appetitsteigernd, entzündungshemmend, fiebersenkend, Augeninnendruck senkend, Bronchien erweiternd, beruhigend und schmerzhemmend. In der Regel wird die jeweilige medizinische Wirkung durch eine tägliche Einnahme von etwa 5 bis 30 Milligramm des Cannabiswirkstoffes THC erzielt.

Die zweitwichtigste Cannabinoidgruppe ist die Cannabidiol-Gruppe. Cannabidiol (CBD) ist vor allem im Faserhanf und in einigen Haschischsorten vorhanden. Im Gegensatz zum THC verursacht es keine psychischen Wirkungen und in ausreichend hohen Dosen wirkt es der psychischen Wirkung des THC sogar entgegen. Allerdings kann es die schmerzlindernden Eigenschaften des THC verstärken. Ausserdem wirkt Cannabidiol beruhigend, entzündungshemmend, antiepileptisch, angstlösend, antipsychotisch und Augeninnendruck senkend. Im Vergleich zum THC werden diese Wirkungen jedoch erst bei vergleichsweise grossen Cannabidiolmengen erzielt.

Meistens finden sich in einer Pflanze nur drei bis vier verschiedene Cannabinoide in relevanter Konzentration, während die übrigen nicht oder nur in Spuren vertreten sind. In Drogenhanfsorten, aus denen Marihuana und Haschisch gewonnen wird, kommt THC in hoher Konzentration von 1 bis 30 Prozent vor, während im Faserhanf Cannabidiol mit einem Gehalt von etwa 0,5 bis 1 Prozent vorherrscht.
Die Wirkweise der pflanzlichen Cannabinoide im menschlichen Körper ähnelt dem Wirkmechanismus bestimmter körpereigener Substanzen, den so genannten Endocannabinoiden (aus dem Griechischen endo, „innen"). Endocannabinoide sind Cannabinoide, die vom menschlichen Körper selbst gebildet und nicht von aussen aufgenommen werden müssen. Endocannabinoide und pflanzliche Cannabinoide haben eine ähnliche chemische Struktur. Die Wirkungen sowohl der Endocannabinoide als auch der pflanzlichen Cannabinoide beruhen auf der Erkennung und Bindung bestimmter Bindungsstellen, die sich auf der Oberfläche vieler Körperzellen befinden. Diese Bindungsstellen werden als Cannabinoid-Rezeptoren bezeichnet. Die Endocannabinoide zählen zu den natürlichen Botenstoffen, die im Gehirn und anderen Organen Nachrichten über den Zustand des Körpers übermitteln. Binden Cannabinoide an ihre jeweiligen Rezeptoren, so werden in der betreffenden Zelle bestimmte Reaktionen ausgelöst. Dabei ist das körpereigene Cannabinoid-System zum Beispiel an der Regulation des Appetits, an der Wahrnehmung von Sinneseindrücken und Schmerzen sowie der Koordination von Bewegungen beteiligt. Aufgrund der Ähnlichkeit der Wirkmechanismen der körpereigenen und der pflanzlichen Cannabinoide, können Letztere das körpereigene Cannabinoid-System unterstützen und erhalten dadurch ihr medizinisches Potenzial.

Ganzpflanzenprodukte und isolierte Cannabinoide
Der medizinisch relevanteste Wirkstoff von Cannabisprodukten ist das Delta-9-THC. Natürliche Cannabisprodukte werden von der blühenden beziehungsweise gerade verblühten Hanfpflanze gewonnen. Dabei weisen die Deckblätter der weiblichen Blüten und das Harz, das von speziellen Harzdrüsen abgesondert wird, die sich auf der Oberfläche der Blüten und Blätter befinden, die grössten THC-Konzentrationen auf. Darüber hinaus ist

der THC-Gehalt der Cannabispflanze in hohem Masse von der Hanfsorte und den Wachstumsbedingungen abhängig. Gerade im Bereich des Drogenhanfs gibt es viele Züchtungen mit gesteigertem THC-Gehalt. Zusätzlich wird in der Regel die THC-Ausbeute durch eine spezielle Anbaumethode, die Sinsemilla (spanisch für „ohne Samen") genannt wird, gesteigert. Dabei werden die männlichen Pflanzen vor der Blüte von den weiblichen Pflanzen getrennt. Dies führt nicht nur dazu, dass die weiblichen Blüten unbefruchtet bleiben und keine Samen bilden, sondern auch zur Ausbildung zusätzlicher Blüten, die von Harzdrüsen bedeckt sind, was den Anteil des psychoaktiven und medizinisch nützlichen THC und anderer Cannabinoide in diesen Pflanzen vergrössert. Zudem ist die Harzbildung von der Umgebungstemperatur abhängig, so dass vor allem in heissen Gegenden der Erde der Harzertrag begünstigt ist. Im Wesentlichen wird zwischen zwei natürlichen Cannabisprodukten unterschieden: Haschisch und Marihuana, die teilweise auch unter den englischen Ausdrücken Grass, Shit, Weed und Pot bekannt sind. Haschisch ist arabisch und bedeutet Gras. Heute wird es jedoch als Sammelbegriff für Drogenzubereitungen aus Cannabisharz verwendet. Das Harz wird durch Abstreifen beziehungsweise durch Aussieben der Blüten und teilweise auch der Blätter gewonnen und meist in Form von gepressten Platten angeboten. Unterschiedliche Methoden der Gewinnung des Harzes lassen zum Teil auf die Herkunft schliessen. So weist Haschisch aus dem Mittelmeerraum (Marokko, Türkei, Libanon) eine grünliche oder rötlich braune Färbung auf, während Haschisch aus Asien (Afghanistan, Pakistan, Nepal, Indien) eher von dunkler Farbe ist. Oft sind Farbe und Herkunft auch Namensgeber der einzelnen Haschischsorten wie zum Beispiel für „Roter Libanese" und „Schwarzer Afghane". Der THC-Gehalt von Haschisch ist sehr variabel und beträgt zwischen 3 bis 30 Prozent. Zudem weisen die zur Haschischherstellung verwendeten Hanfsorten oft auch einen hohen Cannabidiol-Anteil auf, so dass es manchmal stärker müde macht als Marihuana. In niederländischen Coffeeshops ist zunehmend auch von den Resten der Blütenmaniküre gesiebtes Haschisch im Angebot, zum Beispiel als „Nederhash" oder „Skuff". Dieses kann sehr THC-reich sein, vor allem, wenn es als nassgesiebtes „Waterhash" angeboten wird, das aus reinen Harzdrüsen besteht (bis zu 60 Prozent), und weist meist nur geringe CBD-Gehalte auf, da es von Sorten stammt, die eigentlich für die Marihuanaproduktion bestimmt sind.

Marihuana stammt aus dem Mexikanischen und ist der gebräuchliche Begriff für Cannabiskraut. Als Cannabiskraut bezeichnet man getrocknete Blüten und teilweise auch Blätter der Hanfpflanze. Die Pflanzenteile werden wie Tee getrocknet und gegebenenfalls fermentiert. Früher war der THC-Gehalt von Marihuana im Allgemeinen deutlich niedriger als der von Haschisch. Je nach Pflanzensorte, Anbau und Verarbeitung beträgt der THC-Gehalt von Marihuana heute jedoch ebenfalls etwa 1 bis 30 Prozent. Ein weiteres natürliches

Cannabisprodukt, das jedoch seltener verwendet wird als Marihuana und Haschisch, ist das Haschischöl. Es ist ein dunkelbraunes, zähflüssiges Öl, welches durch Lösungsmittelextraktion oder Destillation aus Cannabiskraut beziehungsweise Cannabisharz gewonnen wird. In der Regel enthält es eine THC-Konzentration von 20 bis 40 Prozent und mehr. Aufgrund der Aufbereitung kann es jedoch Reste schädlicher Lösungsmittel enthalten.

Seit einigen Jahren sind auch pharmazeutische Cannabispräparate in der Apotheke erhältlich. Dronabinol ist in Deutschland und in Österreich auf einem speziellen Betäubungsmittel- beziehungsweise Suchtgiftrezept verschreibungsfähig. Oft erstatten die Krankenkassen eine Behandlung mit dem Cannabinoid jedoch nicht. In der Schweiz benötigt man für eine Behandlung mit Dronabinol eine Sonderbewilligung durch die Gesundheitsbehörden.

Die in der Apotheke erhältlichen Cannabispräparate unterscheiden sich von den illegalen Cannabisprodukten vor allem dadurch, dass sie den Cannabiswirkstoff Dronabinol in definierter Menge enthalten. Erst seit einigen Jahren befinden sich auch natürliche Cannabispräparate mit definierten THC-Gehalten in pharmazeutischer Qualität in der klinischen Erprobung. Dronabinol kann aus der Hanfpflanze isoliert oder synthetisch hergestellt werden. Das weltweit einzige Fertigpräparat ist das in den USA zugelassene Marinol®. Es wird als weiche Gelatinekapsel, die 2,5 Milligramm, 5 oder 10 Milligramm synthetisches Dronabinol enthält, geliefert. Marinol® darf von deutschen Apotheken aus den USA importiert werden. Am einfachsten wenden sich Apotheken an Importeure von Arzneimitteln, die bereits eine entsprechende Importgenehmigung für Marinol® vom Bundesinstitut für Arzneimittel und Medizinprodukte erhalten haben. Darüber hinaus gewinnen zwei deutsche Firmen (THC Pharm und Delta 9 Pharma) Dronabinol aus Faserhanf. Dieses kann von Apotheken zur Herstellung von Kapseln oder Tropfen erworben werden. Ausserdem produziert die britische Firma GW Pharmaceuticals einen Cannabisextrakt mit dem Namen Sativex®. Sativex® ist ein Spray, den man in den Mund sprüht. Die wichtigsten Wirkstoffe sind Dronabinol (THC) und Cannabidiol. Das Verhältnis von THC zu CBD in Sativex® beträgt 2,7 Milligramm zu 2,5 Milligramm pro Spray-Hub. Allerdings ist Sativex® zurzeit (Stand: Mai 2006) ausschliesslich in Kanada für die Behandlung neuropathischer Schmerzen bei Erwachsenen mit multipler Sklerose verschreibungsfähig. Es kann zudem für einzelne Patienten in Grossbritannien und in Katalonien, einer Region Spaniens, verschrieben werden. Ausserdem wird am Institut für klinische Forschung in Berlin in Zusammenarbeit mit der Weleda AG die medizinische Wirkung eines weiteren Cannabisextraktes in Kapselform erforscht. Ebenso wie Sativex® ist auch dieses Präparat mit dem Namen Cannador® in den deutschsprachigen Ländern bisher nicht verschreibungsfähig.

Definitionen und Erläuterungen

Cannabidiol (CBD) ist das zweitwichtigste Cannabinoid der Hanfpflanze. Es kommt in grossen Konzentrationen im Faserhanf vor. CBD wirkt der berauschenden Wirkung des THC entgegen und besitzt ebenfalls einige medizinisch relevante Wirkungen. Allerdings werden dazu vergleichsweise hohe CBD-Mengen benötigt.

Cannabinoide sind die charakteristischen Inhaltsstoffe der Hanfpflanze. Bis heute wurden 66 verschiedene Cannabinoide gefunden. Das medizinisch wichtigste Cannabinoid ist das THC (Delta-9-Tetrahydrogencannabinol), das zweitwichtigste das Cannabidiol (CBD).

Cannabinoid-Rezeptoren sind spezifische Bindungsstellen auf vielen Körperzellen, zum Beispiel Nervenzellen und weissen Blutkörperchen, an die Endocannabinoide und pflanzliche Cannabinoide binden und dadurch bestimmte Reaktionen auslösen können.

Cannabis sativa L. (Cannabis sativa Linné), kurz Cannabis, ist der lateinische Name für die Hanfpflanze. Sie gehört zur Ordnung der brennesselartigen Gewächse. Zusammen mit der Gattung Humulus (Hopfen) gehört Cannabis zur Familie der Cannabidaceae (Cannabisartigen). THC-arme Hanfsorten werden gelegentlich Faserhanf genannt und dürfen in etwa 30 Ländern der Erde, darunter in Deutschland, angebaut werden. THC-reiche Hanfsorten können Drogenhanf genannt werden und können bisher nur zu Forschungszwecken legal angebaut werden. Aus ihnen können Marihuana und Haschisch gewonnen werden.

Delta-9-Tetrahydrocannabinol ist der pharmakologisch wichtigste Cannabisinhaltsstoff, kurz: THC oder Delta-9-THC. Er ist sowohl für den charakteristischen Cannabisrausch als auch für die meisten medizinischen Wirkungen verantwortlich. Ein anderer Name ist Dronabinol.

Dronabinol ist der internationale Freiname für das natürlich in der Hanfpflanze vorkommende THC. Seit 1998 darf Dronabinol in Deutschland auf einem Betäubungsmittelrezept verschrieben werden. Auch in Österreich und der Schweiz darf Dronabinol vom Arzt verschrieben werden. In der Schweiz ist dazu allerdings eine Sonderbewilligung durch die Gesundheitsbehörden erforderlich, so dass es nur sehr selten verwendet wird. Im deutschen Sprachraum kommt zurzeit entweder ein Dronabinol-Präparat aus den USA zur Anwendung (Marinol®) oder Dronabinol der deutschen Firmen Delta 9 Pharma und THC Pharm.

Endocannabinoide sind Substanzen, die vom Körper selbst gebildet werden. Sie sind natürliche Botenstoffe des Körpers. Ihre Wirkung beruht auf der Bindung an Cannabinoid-Rezeptoren.

Hanf ist eine grüne, im Allgemeinen einjährige Pflanze (lateinisch: Cannabis sativa L.). Je nach Hanfsorte und in Abhängigkeit vom jeweiligen THC-Gehalt unterscheidet man zwischen Faser- und Drogenhanf.

Haschisch (= Cannabisharz) wird das von entsprechenden Drüsen abgegebene Harz der Hanfpflanze genannt. Es ist besonders reich an THC mit Konzentrationen von 3 bis 30 Prozent. Haschisch wird oft zu Platten gepresst. Einige Haschischsorten enthalten auch vergleichsweise hohe CBD-Konzentrationen.

Marihuana (= Cannabiskraut) besteht aus getrockneten Blüten und Blättern des Drogenhanfes. Die Pflanzenteile werden wie Tee getrocknet und gegebenenfalls fermentiert. Der THC-Gehalt beträgt zwischen 1 und 30 Prozent.

Marinol ist ein synthetisches Dronabinol-Präparat in Kapselform, das von der Firma Solvay Pharmaceuticals hergestellt wird. Marinol® darf von deutschen Apotheken aus den USA importiert werden.

THC ist die Abkürzung für Tetrahydrocannabinol, wobei meistens das in der Pflanze natürlich vorkommende Delta-9-THC, das auch Dronabinol genannt wird, gemeint ist.

Praxistipps
* Falls Sie zur medizinischen Behandlung Ihrer Erkrankung beziehungsweise Ihrer Beschwerden auf natürliche Cannabisprodukte angewiesen sind, so können Sie grundsätzlich sowohl Marihuana als auch Haschisch verwenden. Einige Menschen bevorzugen jedoch Marihuana, da es sich dabei um Pflanzenteile handelt und die Gefahr von unwirksamen oder sogar schädlichen Zusatzstoffen (Henna, Wachs, Schuhwichse, etc.) leichter ausgeschlossen werden kann.

* Der Besitz, Erwerb, Anbau und die Einfuhr von Cannabis ist in Deutschland und der Schweiz grundsätzlich verboten. Die Beschaffung der illegalen Cannabisprodukte kann vor allem für Personen, die keinen Zugang zur Drogenszene haben und diesen auch gar nicht wollen, ein ernsthaftes Problem darstellen. Um dies zu umgehen, könnten Sie, obwohl es ebenfalls verboten ist, Hanf selbst anbauen oder natürliche Cannabisprodukte legal in einem niederländischen „Coffee-Shop" erwerben und illegal einführen. Um die Wahrscheinlichkeit einer strafrechtlichen Verfolgung möglichst gering zu halten, sollten Sie dabei jedoch immer darauf achten, dass sie Ihren Cannabisbestand möglichst klein halten.

Medizinische Wirkungen von Cannabis und THC

Cannabis und THC entfalten eine Vielzahl von Wirkungen, die therapeutisch genutzt werden können. Im Vordergrund stehen die schmerzlindernden Eigenschaften, die Muskelentspannung, die Steigerung des Appetits, sowie die Hemmung von Übelkeit und Erbrechen. Andere medizinisch genutzte Wirkungen sind Entzündungshemmung, Senkung des Augeninnendrucks, Weitung der Bronchien, Stimmungsaufhellung und eine Anzahl weitere, oft noch wenig erforschte Effekte.

Hintergrund: Das breite Wirkungsspektrum von Cannabis und THC
Cannabis und THC werden bei vielen Erkrankungen eingesetzt. In einer Umfrage der Arbeitsgemeinschaft Cannabis als Medizin (ACM) verwendete etwa ein Viertel der Teilnehmer Cannabisprodukte bei chronischen Schmerzerkrankungen und ein weiteres Viertel bei neurologischen Erkrankungen, wie vor allem multiple Sklerose und Querschnittslähmung. Diese Indikationen stehen auch bei der aktuellen klinischen Forschung im Vordergrund. Weitere wichtige Bereiche sind die positiven Wirkungen bei Appetitlosigkeit und Übelkeit, die bei Krebserkrankungen, HIV/Aids, Hepatitis C und anderen Störungen, die mit diesen Symptomen einhergehen können, genutzt werden. Cannabisprodukte werden jedoch auch bei einer Vielzahl anderer Erkrankungen verwendet. Häufig liegen dazu nur kleine Studien oder Fallberichte vor, die Hinweise auf einen Nutzen geben.

Einsatzmöglichkeiten für Cannabis und THC ergeben sich für folgende Krankheiten und Krankheitssymptome:

- **Übelkeit und Erbrechen**: Krebschemotherapie, HIV/Aids, Hepatitis C, Schwangerschaftserbrechen, Übelkeit im Rahmen der Migräne.
- **Appetitlosigkeit und Abmagerung**: HIV/Aids, fortgeschrittene Krebserkrankung, Hepatitis C.
- **Spastik**, Muskelkrämpfe (Spasmen), Muskelverhärtung: Multiple Sklerose, Querschnittslähmung, Spastik nach Schlaganfall, Spannungskopfschmerz, Bandscheibenprobleme und Verspannungen der Rückenmuskulatur.
- **Bewegungsstörungen mit einem Übermass an Bewegungen (hyperkinetische Bewegungsstörungen)**: Tourette-Syndrom, Dystonie (zum Beispiel spastischer Schiefhals oder Lidkrampf), durch eine Behandlung mit Levodopa ausgelöste Dyskinesien bei der Parkinson-Krankheit, tardive Dyskinesien (eine mögliche Nebenwirkung von Neuroleptika, die bei Schizophrenie verwendet werden),

essenzieller Tremor (Zittern).
- **Schmerzen**: Migräne, Cluster-Kopfschmerz, Phantomschmerzen, Neuralgien (Nervenschmerzen, zum Beispiel Ischialgie/Ischiasschmerzen), Menstruationsbeschwerden, Parästhesien (Kribbeln, Brennen, Ameisenlaufen) bei Zuckerkrankheit oder Aids, Hyperalgesie (verstärkte Schmerzempfindlichkeit), Schmerzen bei verspannter Muskulatur und Muskelkrämpfen, Arthrose, Arthritis, Colitis ulzerosa (eine chronische Darmentzündung), Restless-Legs-Syndrom („Syndrom der unruhigen Beine"), Fibromyalgie („Weichteilrheumatismus").
- **Allergien**: Asthma, Hausstauballergie, Heuschnupfen.
- **Juckreiz**: starker Juckreiz bei Lebererkrankungen, Neurodermitis.
- **Entzündungen**: Asthma, Arthritis, Colitis ulzerosa, Morbus Crohn (eine chronische Darmentzündung), Neurodermitis.
- **Psychische Erkrankungen**: Depressionen, Angststörungen, bipolare Störungen (manisch-depressive Störung), posttraumatische Stressstörung, Hyperaktivität, ADS (Aufmerksamkeit-Defizit-Syndrom), Impotenz, Alkoholismus, Opiatabhängigkeit, Schlafmittelabhängigkeit, Schlaflosigkeit, Autismus, verwirrtes Verhalten bei der Alzheimer-Krankheit.
- **Überproduktion von Magensäure**: Magenschleimhautentzündung.
- **Erhöhter Augeninnendruck**: Glaukom (grüner Star).
- **Hören**: Tinnitus (Ohrgeräusche).
- **Weitung der Bronchien**: Asthma, Luftnot bei anderen Erkrankungen der Atemwege.
- **Epilepsie.**
- **Singultus (Schluckauf).**
- **Förderung der Wehentätigkeit bei der Geburt.**

Häufig wirken Cannabis und THC gleichzeitig auf mehrere Symptome einer Erkrankung. So schrieb das Medizininstitut der USA in einer umfangreichen Untersuchung zu den therapeutischen Wirkungen von Cannabis aus dem Jahre 1998: „In Fällen, in denen vielfältige Symptome auftreten, könnte die Kombination der THC-Wirkungen eine Form der Kombinationstherapie darstellen. Beispielsweise würden abgemagerte Aids-Patienten vermutlich von einer Medikation profitieren, die gleichzeitig Angst, Schmerzen und Übelkeit reduziert sowie den Appetit anregt." Allerdings gibt es trotz der Vielzahl von Einsatzmöglichkeiten für Cannabis als Medizin weltweit nur drei von Zulassungsbehörden akzeptierte Indikationen für eine Cannabisbehandlung. So ist in den USA Marinol® (THC), ein synthetisches Dronabinol-Präparat, für die Behandlung von Übelkeit und Erbrechen bei Krebschemotherapie sowie von Appetitlosigkeit bei Abmagerung von Aids-Patienten zugelassen. Darüber hinaus ist Sativex®, ein Cannabisextrakt in Spray-Form, in Kanada zur Behandlung neuropathischer

Schmerzen von Multiple-Sklerose-Patienten zugelassen. In vielen anderen Ländern dürfen Dronabinol-Präparate zwar verschrieben werden, sind jedoch nicht als Medikament für bestimmte Erkrankungen zugelassen. Diese arzneimittelrechtliche Situation spiegelt allerdings nicht das eigentliche therapeutische Potenzial von Cannabis wider. So wird durch eine Vielzahl von wissenschaftlichen und klinischen Studien nicht nur ein positiver Effekt von Cannabis für die bereits etablierten Einsatzgebiete, sondern auch für Spastik, Schmerzzustände unterschiedlicher Art und Ursache, Bewegungsstörungen, Asthma und Glaukom beschrieben.

Die Wirkung bei anderen Krankheiten beziehungsweise Krankheitssymptomen wie Allergien, Juckreiz, Entzündungen, Epilepsie und Depressionen ist weniger gut untersucht. Ein positives Beispiel lieferte im Jahre 2002 eine kleine Studie mit Patienten, die an unstillbarem Juckreiz aufgrund einer Lebererkrankung litten. Hier konnte eine juckreizstillende Wirkung von Dronabinol (THC) nachgewiesen werden. Für diese Studie wurden drei Patienten ausgewählt, die zuvor erfolglos mit einer Vielzahl von Massnahmen behandelt worden waren. Sie wiesen wegen des starken Juckreizes eine erheblich reduzierte Lebensqualität, Schlafmangel, Depressionen, Arbeitsunfähigkeit und Selbstmordgedanken auf. Durch die Einnahme von 5 Milligramm THC zur Schlafenszeit, konnte bei allen drei Patienten eine Abnahme des Juckreizes für etwa vier bis sechs Stunden und damit einhergehend eine Verbesserung des Schlafes erreicht werden. Bei zwei Patienten verschwand sogar die Depression. Bei dem Dritten trat zunächst eine Koordinationsstörung auf, so dass die tägliche THC-Einnahme auf 2,5 Milligramm reduziert wurde, die auch ausreichend wirksam war.

Zudem wird immer wieder von Einzelfällen berichtet, bei denen die Verwendung von Cannabis sehr wirksam war. So erschien vor wenigen Jahren in einer Fachzeitschrift ein Bericht über einen Patienten, der an einer Pilzinfektion der Speiseröhre litt und nach einer Operation einen anhaltenden Schluckauf entwickelte. Er wurde mit mehreren Medikamenten behandelt, die aber alle nur wenig oder nicht halfen. Akupunktur-Behandlungen am sechsten und neunten Tag des Schluckaufs brachten den Schluckauf nur für eine Stunde zum Verschwinden. Am achten Tag rauchte der Patient, der noch nie zuvor Cannabis geraucht hatte, eine Marihuanazigarette und der Schluckauf verschwand, trat jedoch am neunten Tag wieder auf. Am zehnten Tag rauchte er erneut Cannabis, und der Schluckauf verschwand sofort und kam nicht wieder.

Praxistipps
* Cannabis ist kein Wundermittel. Während es bei einigen Patienten nicht oder nur wenig wirkt, profitieren andere sehr gut von Cannabis. Falls Sie Cannabis einmal zur Behandlung

Ihrer Erkrankung oder Beschwerden ausprobieren wollen, so können Sie die hier dargestellte Übersicht als erste Orientierungshilfe ansehen. Informieren Sie sich bitte trotzdem über den aktuellen Stand der Forschung. Sie können auf weiterführende Literatur zu diesem Thema zurückgreifen, sich vertrauensvoll an die Arbeitsgemeinschaft Cannabis als Medizin (ACM) wenden oder sich auf der Internetseite der ACM informieren (www.cannabis-med.org).

* Viele Ärzte kennen sich mit der Thematik wenig aus oder stehen einer Medikation mit Dronabinol skeptisch gegenüber. Sie sollten sich daher selbst informieren, bevor sie sich entschliessen, mit ihrem Arzt darüber zu sprechen.

* Falls Ihr Arzt eine Cannabistherapie für sinnvoll erachtet, so lassen Sie sich von ihm Dronabinol verschreiben. Dabei ist jedoch zu beachten, dass nicht alle Krankenkassen die Kosten für diese Behandlung übernehmen. Weitere Informationen zu diesem Thema finden Sie in dem Kapitel Kostenübernahme.

* Falls Sie sich zu einer Selbstmedikation mit natürlichen Cannabisprodukten entschliessen, so informieren Sie sich bitte vorher über mögliche Nebenwirkungen, Wechselwirkungen mit anderen Medikamenten und die Art der Dosierung. Informationen zu diesen Themen finden Sie auch in den entsprechenden Kapiteln dieses Buches.

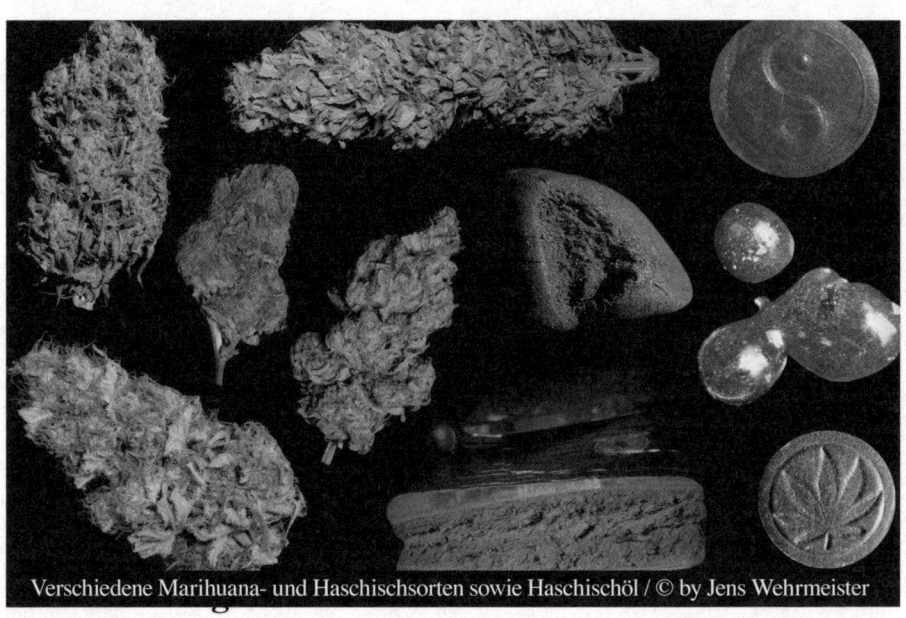

Verschiedene Marihuana- und Haschischsorten sowie Haschischöl / © by Jens Wehrmeister

Im Gegensatz zu den Niederlanden, Kanada und einigen Staaten der USA besteht in Deutschland, der Schweiz und Österreich nach dem Gesetz keine Möglichkeit einer legalen Verwendung von natürlichen Cannabisprodukten. In Deutschland und Österreich kann jedoch der Cannabiswirkstoff Dronabinol (THC) vom Arzt auf einem Betäubungsmittelrezept (Deutschland) beziehungsweise einem Suchtgiftrezept (Österreich) verschrieben werden. In der Schweiz ist eine medizinische Verwendung von Dronabinol nur mit einer Sonderbewilligung der Gesundheitsbehörden erlaubt.

In der Schweiz wird die medizinische Verwendung von Cannabisprodukten im Allgemeinen von den Behörden toleriert. Auch in Österreich gab es in den vergangenen zwei bis drei Jahren keine Verurteilung von Schwerkranken, die Cannabis zu medizinischen Zwecken verwendet haben. In Deutschland und Österreich wurden Schwerkranke, die natürlichen Cannabis medizinisch verwendet haben, in wenigen Fällen vom Vorwurf des illegalen Drogenbesitzes freigesprochen. In Deutschland besteht zudem die Möglichkeit, eine Ausnahmegenehmigung für die therapeutische Nutzung von sonst illegalen Cannabisprodukten beim Bundesinstitut für Arzneimittel und Medizinprodukte zu beantragen. Dieses Kapitel stellt die rechtlichen Grundlagen der medizinischen Verwendung von Cannabisprodukten sowie die praktische Handhabung der Gesetze durch die Behörden in den drei Ländern vor. Es enthält Hinweise zur Vermeidung rechtlicher Sanktionen.

Die rechtliche Situation in Deutschland
Bis heute ist die Verwendung von natürlichen Cannabisprodukten wie zum Beispiel Cannabiskraut (Marihuana), Cannabisharz (Haschisch) und Haschischöl in Deutschland auch zu medizinischen Zwecken rechtlich verboten. Allerdings dürfen seit 1983 der synthetische THC-Abkömmling Nabilon und seit 1998 auch der Cannabiswirkstoff Dronabinol (internationaler Freiname für Delta-9-THC) verschrieben werden. Geregelt wird dies durch das Betäubungsmittelgesetz (BtMG).

Cannabis befindet sich in der Anlage I dieses Gesetzes und ist damit als illegale Substanz eingestuft, die nicht verschreibungsfähig ist. Dies gilt sogar für homöopathische Cannabispräparate aus THC-reichem Hanf. Die beiden Substanzen Nabilon und Dronabinol befinden sich in der Anlage III des BtMG und sind daher auf einem speziellen Rezept, einem so genannten Betäubungsmittelrezept verschreibungsfähig. Da Dronabinol und Nabilon in Deutschland arzneimittelrechtlich nicht zugelassen sind, sind die gesetzlichen Krankenkassen nicht in jedem Fall zur Kostenübernahme verpflichtet. Vor allem wegen der Ablehnung der Kostenübernahme durch die Krankenkassen, in einigen Fällen auch wegen besserer Therapieerfolge bei der Verwendung von natürlichen Cannabisprodukten im Vergleich zu Dronabinol, wird nicht selten auf eine Selbstmedikation mit illegalem Cannabis zurückgegriffen. Aus diesem Grund soll im Folgenden auf die rechtliche Situation beim Besitz von Cannabis zur medizinischen Verwendung näher eingegangen werden.Im § 29 des deutschen Betäubungsmittelgesetzes heisst es: „Mit Freiheitsstrafe bis zu fünf Jahren oder mit Geldstrafe wird bestraft, wer (...) Betäubungsmittel ohne Erlaubnis nach § 3 Abs. 1 Nr. 1 anbaut, herstellt, mit ihnen Handel treibt, sie, ohne Handel zu treiben, einführt, ausführt, veräussert, abgibt, sonst in den Verkehr bringt, erwirbt oder sich in sonstiger Weise verschafft...". Wortwörtlich bedeutet dies, dass jeglicher Cannabisbesitz in Deutschland strafbar ist. Eingeschränkt wird dies jedoch durch den § 31 a, der besagt, dass die Staatsanwaltschaft von der Verfolgung absehen kann, „wenn die Schuld des Täters als gering anzusehen wäre, kein öffentliches Interesse an der Strafverfolgung besteht und der Täter die Betäubungsmittel lediglich zum Eigenverbrauch in geringen Mengen anbaut, herstellt, einführt, ausführt, durchführt, erwirbt, sich in sonstiger Weise verschafft oder besitzt".

Aber was versteht man unter einer „geringen Menge"? Leider gibt es in Deutschland hierfür keine einheitliche Definition. Bis heute variiert diese Menge in den einzelnen Bundesländern. In den südlichen und östlichen Bundesländern liegt die geringe Menge im Allgemeinen bei 6 Gramm oder weniger, während in den nördlichen Bundesländern die Grenze bei 10 (Nordrhein-Westfalen) bis 30 Gramm (Schleswig-Holstein) Marihuana beziehungsweise Haschisch liegt. Der Begriff der „geringen Menge" hat nichts mit dem Begriff der „nicht geringen Menge" zu tun. Der Besitz einer „nicht geringen Menge" wird in der Regel mit einer Gefängnisstrafe nicht unter einem Jahr bestraft. Der Bundesgerichtshof hat dafür einen Richtwert von 7,5 Gramm des Cannabiswirkstoffs THC festgelegt. Da der THC-Gehalt natürlicher Cannabisprodukte jedoch sehr unterschiedlich sein kann, wird diese THC-Menge etwa zwischen 30 und 200 Gramm Cannabis (Marihuana beziehungsweise Haschisch) erreicht. Häufig liegen die Mengen also zwischen einer „geringen Menge" und einer „nicht geringen Menge".

Die Vergangenheit hat gezeigt, dass bei einem Besitz einer geringen Menge Cannabis und bei erstmaligen Vergehen häufig von einer Strafverfolgung abgesehen wird. Kommt es jedoch zu einer strafrechtlichen Verfolgung, so ist die Wahrscheinlichkeit, freigesprochen zu werden, gering. Allerdings erhielten Angeklagte mit schweren Erkrankungen, die Cannabis zu medizinischen Zwecken nutzten, im Vergleich zu Freizeitkonsumenten oft eine geringe Strafe. Zudem geht aus einem Urteil des Oberlandesgerichts (OLG) Karlsruhe vom 24. Juni 2004 hervor, dass die Einnahme von Cannabis zur medikamentösen Behandlung aus Notstandsgesichtspunkten gerechtfertigt sein kann und dann nicht strafbar ist. Nach der Presseerklärung des OLG Karlsruhe müssen folgende Voraussetzungen gegeben sein, um einen Notstand geltend machen zu können:

1. Es muss eine schwere Erkrankung vorliegen.
2. Diese Erkrankung oder Symptome dieser Erkrankung sind mit den zur Verfügung stehenden therapeutischen Möglichkeiten nicht oder nicht ausreichend behandelbar.
3. Die Verwendung von Cannabis-Produkten muss die Krankheitssymptome tatsächlich lindern.

Darüber hinaus heisst es in der Presseerklärung: „Dabei sei für die Annahme einer solchen Eignung zwar nicht erforderlich, dass dieses Mittel die Gefahrenlage sicher oder mit hoher Wahrscheinlichkeit ausschliesse, vielmehr reiche es aus, dass die erfolgreiche Abwendung des Schadens nicht ganz unwahrscheinlich sei." Es reicht danach also aus, dass eine positive Beeinflussung der Erkrankung möglich erscheint. Es ist nicht erforderlich, dass diese positive Wirkung sicher eintritt.

Durch dieses Urteil wird die Wahrscheinlichkeit eines Freispruchs bei einer Klage wegen Cannabisbesitzes zu medizinischen Zwecken zwar erhöht, aber nicht garantiert. Der Verlauf des Gerichtsverfahrens, das zum Urteil des Oberlandesgerichts Karlsruhe führte, soll hier kurz skizziert werden. Am 15. Mai 2003 sprach ein Amtsrichter in Mannheim einen Patienten, der an multipler Sklerose leidet, wegen des Vorliegens eines so genannten rechtfertigenden Notstandes vom Vorwurf des illegalen Drogenbesitzes frei. Bei dem Angeklagten waren insgesamt etwa 600 Gramm Cannabis gefunden worden. Der Staatsanwalt ging allerdings in Berufung und das Verfahren landete schliesslich beim OLG Karlsruhe.

Wie oben beschrieben, urteilte dieses am 24. Juni 2004, dass der Rechtfertigungsgrund des Notstandes (§ 34 Strafgesetzbuch) „in Betracht kommt, wenn Betäubungsmittel zur Abwendung schwerer Gesundheitsbeeinträchtigungen eingenommen werden", verwies jedoch das Verfahren gegen den Patienten zur weiteren Sachaufklärung an das Amtsgericht Mannheim zurück (Mehr zu diesem Urteil finden Sie im Anhang zu diesem Kapitel). Das Mannheimer Gericht sollte prüfen, ob der Angeklagte tatsächlich eine Linderung durch die Cannabisprodukte erfährt. Das Amtsgericht stellte mithilfe eines Gutachters fest, dass der Angeklagte tatsächlich von Cannabisprodukten medizinisch profitierte und bestätigte am 19. Januar 2005 den Freispruch, der diesmal auch vom Staatsanwalt akzeptiert wurde.

Anträge beim Bundesinstitut für Arzneimittel und Medizinprodukte
Patienten können beim Bundesinstitut für Arzneimittel und Medizinprodukte (BfArM) einen Antrag auf eine Ausnahmegenehmigung zur medizinischen Verwendung sonst illegaler Cannabisprodukte stellen. Im § 3 des deutschen Betäubungsmittelgesetzes heisst es: „Eine

Erlaubnis für die in Anlage I bezeichneten Betäubungsmittel kann das Bundesinstitut für Arzneimittel und Medizinprodukte nur ausnahmsweise zu wissenschaftlichen oder anderen im öffentlichen Interesse liegenden Zwecken erteilen."

In einem Urteil vom 19. Mai 2005, das im November 2005 bekannt wurde, weist das Bundesverwaltungsgericht darauf hin, dass das Bundesinstitut für Arzneimittel und Medizinprodukte Anträge von einzelnen Patienten auf die medizinische Verwendung von Cannabis nicht pauschal ablehnen kann, wie das Institut es bisher gemacht hatte. Das Gericht bestätigte damit den Beschluss des Bundesverfassungsgerichts vom 20. Januar 2000, nachdem die medizinische Behandlung von Kranken im öffentlichen Interesse liegt, und damit eine Ausnahmegenehmigung für die therapeutische Verwendung von Cannabis nach § 3 des Betäubungsmittelgesetzes möglich ist.

Im Dezember 1999 hatten acht Patienten eine Verfassungsbeschwerde beim Bundesverfassungsgericht eingelegt und gefordert, dass sie sonst illegalen Cannabis medizinisch verwenden dürfen. Das Bundesverfassungsgericht hatte die Beschwerde nicht zur Entscheidung angenommen und darauf hingewiesen, dass der Rechtsweg nicht ausgeschöpft sei. So hätten die Beschwerdeführer zunächst einen Antrag beim Bundesinstitut für Arzneimittel und Medizinprodukte stellen können. Das Bundesverfassungsgericht stellte in seiner Begründung fest: „Die medizinische Versorgung der Bevölkerung ist danach auch ein öffentlicher Zweck, der im Einzelfall die Erteilung einer Erlaubnis (...) rechtfertigen kann."
Daraufhin hatten mehr als 100 Personen solche Anträge gestellt, die jedoch sämtlich vom Bundesinstitut für Arzneimittel und Medizinprodukte mit der Begründung abgelehnt worden waren, die Behandlung eines einzelnen Patienten sei kein wissenschaftlicher Zweck und auch kein anderer im öffentlichen Interesse liegender Zweck. Eine Anzahl von Patienten hatte mit Unterstützung der Arbeitsgemeinschaft Cannabis als Medizin vor den Verwaltungsgerichten gegen diese Ablehnungen geklagt.

In seiner Begründung für das Urteil vom 19. Mai 2005 schreibt das Bundesverwaltungsgericht: „Die medizinische Versorgung der Bevölkerung ist kein globaler Akt, der sich auf eine Masse nicht unterscheidbarer Personen bezieht. Sie realisiert sich vielmehr stets durch die Versorgung einzelner Individuen, die ihrer bedürfen." (Mehr zu diesem Urteil finden Sie im Anhang zu diesem Kapitel).

Rechtliche Lage in der Schweiz
Eine arzneiliche Verwendung von Hanfprodukten ist zulässig, wenn ein psychischer Effekt ausgeschlossen ist, etwa bei homöopathischer Verwendung. Im Allgemeinen wird jedoch im Zuge eines pragmatischen Umgangs mit der Thematik behördlich die rein medizinische

Verwendung von Cannabis toleriert. Dronabinol darf nur mit einer Sonderbewilligung durch die Gesundheitsbehörden verwendet werden.

Bis zum Jahre 2000 war es nur verboten, Cannabis zu Betäubungsmitteln zu verarbeiten. THC-reicher Hanf durfte durchaus angebaut werden. Das Verbot wurde vielfach umgangen, indem beispielsweise Duftsäckchen mit THC-reichem Hanf zum Verkauf angeboten wurden, deren Inhalt von den Käufern allerdings oft konsumiert wurde. In einem Leitentscheid vom Januar 2000 (Aktenzeichen: 126 IV 60) stellte das Bundesgericht fest, dass der Verkauf oder das Inverkehrbringen von Hanfpflanzen verboten ist, „sofern die Gewinnung von Betäubungsmitteln beabsichtigt ist". Diese Bedingung sei „verwirklicht, wenn der Täter weiss, dass der in dieser Art von ihm verkaufte Hanf als Betäubungsmittel konsumiert wird, und er den Hanf dennoch verkauft und dabei den Konsum in Kauf nimmt." In der Folge gab es vermehrt Razzien gegen Händler, die Cannabisprodukte mit einem THC-Gehalt über 0,3 Prozent in grossem Stil verkauften. Hanfsamen und Stecklinge dürfen in der Schweiz weiterhin verkauft werden.

In den vergangenen Jahren gab es in der schweizerischen Politik starke Bestrebungen zu einer Liberalisierung der Drogenpolitik insbesondere hinsichtlich Cannabis. Diese wurden jedoch bisher nicht in Gesetze umgesetzt. Einer medizinischen Verwendung von Cannabisprodukten steht die Politik jedoch überwiegend offen gegenüber.

Rechtliche Lage in Österreich
Betäubungsmittel werden in Österreich Suchtgifte genannt. Nach § 14 der Suchtgiftverordnung dürfen Zubereitungen aus Cannabis vom Arzt nicht verschrieben werden. Cannabisprodukte mit einem THC-Gehalt unter 0,3 Prozent gelten nicht als Suchtgift, so dass auch der Besitz und Erwerb von Cannabissamen erlaubt ist.

Entscheidend ist jedoch nicht nur der THC-Gehalt, sondern auch der Zweck des Cannabisanbaus. Wird Cannabis nicht zur Suchtgiftgewinnung angebaut, so ist dies nicht strafbar. Das Gesetz kann so ausgelegt werden, dass auch der Anbau zu medizinischen Zwecken nicht der Suchtgiftgewinnung dient und damit straffrei wäre.

In Österreich gibt es auch Cannabisstecklinge zur Raumluftverbesserung zu kaufen. Sie enthalten keine Blütenstände und kein Harz, sind also kein Suchtgift, und sie befinden sich nicht in erntefähigem Zustand. Oft wird dennoch vom Zweck der Suchtgiftgewinnung ausgegangen.

Als geringe Menge gilt ein Reingehalt von bis zu 20 Gramm THC. Daher wird beispielsweise eine Menge von weniger als 200 Gramm Cannabis mit einem THC-Gehalt von 10 Prozent als Eigenbedarf angesehen. Dieser Eigenbedarf ist nicht straffrei, von einer Strafanzeige kann jedoch beim ersten Mal abgesehen werden. Allerdings wird ein Überprüfungszeitraum von maximal zwei Jahren festgesetzt, in denen der Betroffene zu Harnkontrollen aufgefordert werden kann und Drogenabstinenz nachweisen muss, um einer Verurteilung zu entgehen.

Bei einem Besitz von über 20 Gramm reinem THC wird automatisch von einem Handel mit Suchtgift ausgegangen. Grundsätzlich wird bei Patienten, die Cannabis zu medizinischen Zwecken verwenden, keine Ausnahme gemacht. In der Praxis hat es jedoch keinen Fall gegeben, bei dem ein wirklich Schwerkranker verurteilt worden wäre.

Praxistipps
* Bevor Sie sich zu einer Selbstmedikation mit illegalen Cannabisprodukten entschliessen, sollten Sie versuchen, sich Dronabinol von Ihrem behandelnden Arzt verschreiben zu lassen. Falls Ihre Krankenkasse die Kostenübernahme ablehnt, hätten Sie bei rechtlichen Problemen bei der Verwendung illegaler Cannabisprodukte ein gutes Argument auf Ihrer Seite.

* Falls Ihre Krankenkasse die Kosten einer Behandlung mit Dronabinol nicht erstattet oder Sie keinen Arzt finden, der ihnen das Medikament verschreibt, stellen Sie unbedingt beim Bundesinstitut für Arzneimittel und Medizinprodukte (BfArM) einen Antrag auf eine Ausnahmegenehmigung zur medizinischen Verwendung sonst illegaler Cannabisprodukte. Einen Vorschlag für einen Antrag an das BfArM finden Sie im Anhang zu diesem Kapitel.

* Darüber hinaus kann es hilfreich sein, wenn Ihr Arzt von Ihrem Cannabisgebrauch zu therapeutischen Zwecken weiss und der Auffassung ist, dass es Ihnen bei Ihrer Erkrankung hilft. Sollten Sie einmal rechtliche Probleme bekommen, so könnte ein von Ihrem Arzt ausgestelltes Attest Ihre Situation verbessern. Bisher ist noch kein Fall bekannt geworden, nach dem ein Arzt rechtliche Probleme bekam, weil er einem Patienten zur medizinischen Verwendung von Cannabis geraten hat. Wenn Sie allerdings den Eindruck haben, dass Ihr Arzt einer Behandlung mit Cannabisprodukten ablehnend gegenübersteht - das können Sie testen, indem sie ihn um die Verschreibung von Dronabinol bitten -, so kann es sinnvoller sein, ihre Cannabisverwendung nicht mit ihm zu besprechen, weil er Sie sonst möglicherweise als drogenabhängig betrachtet.

* Halten Sie Ihren Cannabisbesitz möglichst klein. Beachten Sie dies vor allem auch beim

Anbau von Cannabispflanzen, da diese eine enorme Grösse erzielen können und sich schnell grosse Mengen ansammeln können. Einem Besitz von mehr als 50 oder 100 Gramm Marihuana begegnen Richter oft mit grosser Skepsis.

* Wenn es zur Anklage kommt, berufen Sie sich auf den „Rechtfertigungsgrund des Notstandes" (§ 34 StGB) und lassen Sie sich die Erfüllung der in dem Urteil des OLG Karlsruhe vom 24. Juni 2004 gestellten Bedingungen, unter denen die Einnahme von Cannabis zu medizinischen Zwecken gerechtfertigt sein kann, von Ihrem Arzt oder einem Spezialisten bescheinigen. Nehmen Sie Kontakt mit der Arbeitsgemeinschaft Cannabis als Medizin auf und lassen sich beraten.

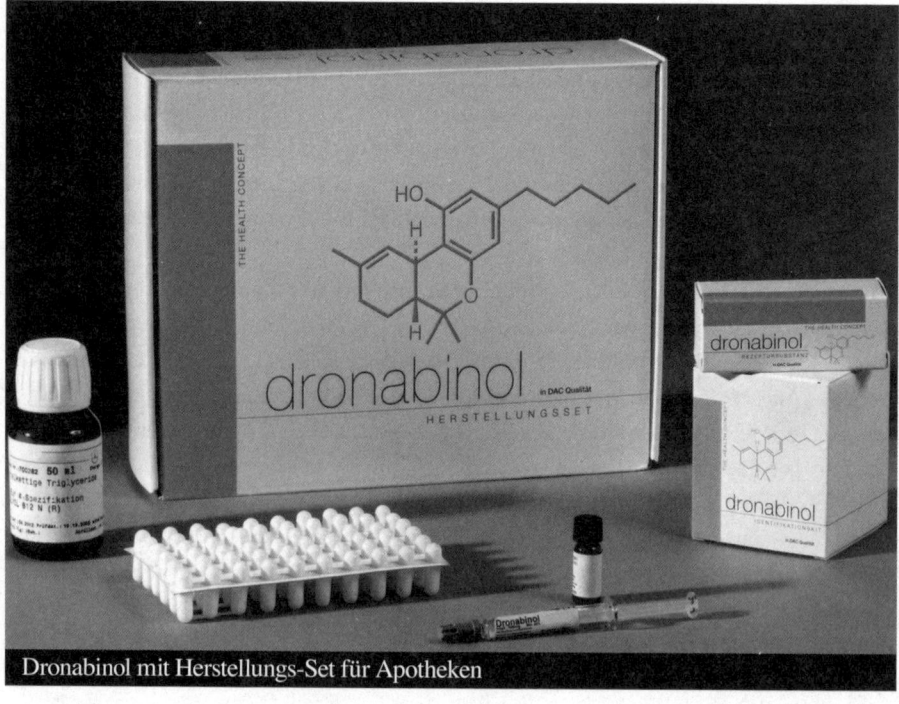

Dronabinol mit Herstellungs-Set für Apotheken

Arzt-Patient-Beziehung

Der rechtliche Status von Cannabis und die Stigmatisierung von Cannabisprodukten führt nicht selten zu Unsicherheiten bei Arzt und Patient. Kranke sind oft unsicher, ob sie ihren Arzt auf eine mögliche Verschreibung von Dronabinol (THC) oder ihre Selbstmedikation mit Cannabisprodukten ansprechen sollten. Ärzte sind oft unsicher, ob sie mit ihren Patienten über das Thema sprechen dürfen, eine Selbsttherapie gar befürworten können, ohne sich strafbar zu machen. Dieses Kapitel behandelt dieses Thema sowohl aus der Sicht des Arztes als auch des Patienten. Eine wichtige Rolle spielt dabei die rechtliche Lage bei der Verwendung illegaler Cannabisprodukte sowie die ärztliche Schweigepflicht. Grundsätzlich ist festzuhalten, dass der Arzt seinen Patienten bei allen Aspekten einer Behandlung mit Cannabisprodukten beraten darf, und dass die ärztliche Schweigepflicht auch gegenüber anderen Ärzten gilt.

Was darf der Arzt?
Ärzte dürfen mit ihren Patienten über alle Aspekte von Cannabisprodukten sprechen. Sie dürfen allerdings ihren Patienten nicht raten, eine Straftat zu begehen, und sie dürfen ihre Patienten nicht mit illegalen Cannabisprodukten versorgen, wie dies 2004 in Grossbritannien passiert ist, als ein Arzt einer krebskranken Patientin Cannabis zugänglich gemacht hat.

Ärzte dürfen ihren Patienten selbstverständlich Dronabinol auf einem Betäubungsmittelrezept verschreiben. Falls dies nicht möglich ist, beispielsweise weil die Krankenkassen die Übernahme der Behandlungskosten verweigern, dürfen Ärzte mit ihren Patienten auch über Alternativen sprechen. Da sowohl das Bundesverfassungsgericht im Januar 2000 als auch das Bundesverwaltungsgericht im Mai 2005 darauf hingewiesen haben, dass Patienten einen Antrag auf medizinische Verwendung sonst illegaler Cannabisprodukte beim Bundesinstitut für Arzneimittel und Medizinprodukte stellen dürfen, können Ärzte auch diese Möglichkeit durchsprechen. Ein Gespräch zwischen Arzt und Patient über mögliche nützliche Wirkungen und unerwünschte Nebenwirkungen von Cannabisprodukten, auch wenn diese illegal verwendet werden, ist dem Arzt grundsätzlich erlaubt.

Ärztliche Schweigepflicht
Ärztinnen und Ärzte sind verpflichtet, über das zu schweigen, was ihnen ihre Patienten anvertraut haben. Dies gilt grundsätzlich auch gegenüber Angehörigen des Patienten und auch gegenüber anderen Ärzten, wenn zuvor keine Entbindung von der Schweigepflicht erfolgte. Die Grundlagen der ärztlichen Schweigepflicht sind in verschiedenen Gesetzen und den Berufsordnungen der Ärzte geregelt. In Deutschland bestimmt beispielsweise der § 203

des Strafgesetzbuches, dass derjenige, der unbefugt ein fremdes Geheimnis, namentlich ein zum persönlichen Lebensbereich gehörendes Geheimnis oder ein Betriebs- oder Geschäftsgeheimnis offenbart, das ihm als Arzt anvertraut oder sonst bekannt geworden ist, mit Freiheitsstrafe bis zu einem Jahr oder Geldstrafe bestraft wird. Auch Arzthelfer, Krankenpfleger, Krankengymnasten, Psychotherapeuten und andere Berufe aus dem medizinischen Bereich unterliegen der Schweigepflicht. In anderen Ländern gelten vergleichbare Regelungen. Die Schweigepflicht gilt auch über den Tod des Patienten hinaus.

Die ärztlichen Berufsordnungen legen zudem fest, dass derjenige, der als Arzt gegen die Schweigepflicht verstösst, berufsrechtswidrig handelt. Bei entsprechenden Verstössen können die Berufsgerichte der Ärztekammern eine Warnung, einen Verweis, eine Geldbusse und weitere standesrechtliche Massnahmen beschliessen, beispielsweise die Aberkennung der Mitgliedschaft in der zuständigen Ärztekammer.

In der Praxis spielt dieses Thema im Zusammenhang mit der Verwendung von Cannabisprodukten eine Rolle, wenn ein Patient einem Arzt über seinen Cannabiskonsum berichtet und dieser diese Information ohne Zustimmung des Patienten in einen Arztbrief schreibt und damit anderen Ärzten mitteilt. So ist es trotz Verbots vorgekommen, dass ein Arzt die medizinische Verwendung von Cannabisprodukten oder den vertraulich mitgeteilten Freizeitkonsum vorschnell als Missbrauch bezeichnet hat und den bisherigen Diagnosen die weitere Diagnose „Cannabismissbrauch" hinzugefügt hat. Ein weiterer Konfliktpunkt kann entstehen, wenn zum Beispiel ein 16-jähriger Jugendlicher mit seinem Arzt über seinen Konsum spricht, und dieser die Eltern informieren möchte. In beiden Fällen ist die Rechtslage eindeutig. In beiden Fällen handelt der Arzt rechtswidrig, wenn er seine Kollegen oder die Eltern des Minderjährigen, aber mündigen Patienten, informiert. Vielen Ärzten ist diese Sachlage allerdings nicht bekannt, sondern sie denken beispielsweise, dass sie diese Informationen einem weiterbehandelnden Arzt mitteilen dürfen. Krankenhausärzte haben zudem gelegentlich die Neigung, mit den Angehörigen eines Patienten sehr freimütig über dessen Erkrankung zu sprechen.

Selbstverständlich kann es Ausnahmen von dieser Regelung geben, beispielsweise wenn der Arzt von Kindesmisshandlungen erfahren oder eine gefährliche ansteckende Erkrankung diagnostiziert hat. Es gibt auch Umstände, in denen der weiterbehandelnde Arzt oder nahe Angehörige informiert werden dürfen. Beispielsweise kann es vorkommen, dass ein Patient seinen Willen nicht äussern kann, weil er bewusstlos ist. Hier kann der Arzt versuchen, nach dem vermuteten Willen zu handeln und in diesem Zusammenhang auch mit den Angehörigen sprechen. Bei einer Weiterbehandlung einer bestimmten Erkrankung dürfen die beteiligten Ärzte im Allgemeinen davon ausgehen, dass der Patient damit einverstanden ist, dass sie sich austauschen. Dies gilt jedoch nicht für Bereiche, die nicht unmittelbar und notwendig mit der behandelten Erkrankung verbunden sind. Ärzte dürfen nicht davon ausgehen, dass ein Patient damit einverstanden ist, dass ärztliche Kollegen über den vertraulich mitgeteilten Cannabiskonsum unterrichtet werden dürfen. Dies gilt selbst für Praxisgemeinschaften, in denen mehr als ein Arzt arbeitet. Die Ärzte der Praxisgemeinschaft dürfen sich nicht über Informationen unterhalten, die sie von ihren Patienten erhalten haben, es sei denn, der entsprechende Patient hat seinen Arzt von der Schweigepflicht entbunden.

Die Einleitung eines Strafverfahrens kann durch eine Strafanzeige des Patienten gegen den behandelnden Arzt oder das nichtärztliche Personal erfolgen. Da das Strafverfahren bei einer geringen Schuld jedoch im Allgemeinen eingestellt wird, ist zunächst daran zu denken, den Arzt selbst auf seinen Fehler hinzuweisen und bei Uneinsichtigkeit, die zuständige Ärztekammer zu informieren.

Praxistipps
* Wenn Sie als Patient den Eindruck haben, dass bei Ihrer Erkrankung der Einsatz von Cannabisprodukten medizinisch sinnvoll sein könnte, so informieren Sie sich ausführlich und sprechen Ihren Arzt auf eine Verschreibung von Dronabinol an. Reagiert er grundsätzlich ablehnend oder gar empört, weil er Cannabisprodukte nur als gefährliche Suchtmittel betrachtet, so wissen Sie, dass Sie mit diesem Arzt kaum über eine medizinische Selbstmedikation mit Cannabisprodukten sprechen können und sollten. Sie können allerdings unter Hinweis auf entsprechende klinische Studien weiterhin auf einem Versuch mit Dronabinol bestehen.

* Wenn Sie im Krankenhaus mit dem behandelnden Arzt oder mit einem Anästhesisten über Ihren Konsum von Cannabisprodukten sprechen wollen oder gesprochen haben, weisen Sie deutlich darauf hin, dass er der ärztlichen Schweigepflicht auch gegenüber anderen Ärzten unterliegt, und dass Sie nicht wünschen, dass dieses Thema in irgendeiner Weise schriftlich festgehalten wird, so dass andere Personen vom Inhalt Ihres Gespräches erfahren könnten.

* Wenn Sie als Arzt den Eindruck haben, dass eine Behandlung mit Cannabisprodukten indiziert ist, so können Sie Ihrem Patienten die Verschreibung von Dronabinol vorschlagen. Falls die Krankenkasse die Kostenübernahme verweigert, können Sie Ihrem Patienten einen Antrag auf eine Ausnahmegenehmigung beim Bundesinstitut für Arzneimittel und Medizinprodukte nahe legen und ihm anbieten, ihn dabei durch eine ärztliche Bescheinigung zu unterstützen.

Kostenübernahme für Dronabinol durch die Krankenkassen

Viele Krankenkassen in Deutschland erstatten die Kosten einer Behandlung mit Dronabinol nicht. In Österreich werden die Therapiekosten dagegen meistens übernommen. In der Schweiz kann Dronabinol nur in Ausnahmefällen verschrieben werden und wird von den Kassen nicht erstattet. Da das Medikament sehr teuer ist, bedeutet eine Ablehnung der Kostenübernahme häufig, dass die Behandlung nicht durchgeführt werden kann. In diesem Kapitel werden die Gründe genannt, warum die Krankenkassen in Deutschland und Österreich unterschiedlich mit diesem Thema umgehen, und es wird erläutert, wie die Chancen für eine Kostenübernahme gesteigert werden können.

Verschreibungsfähigkeit von Dronabinol in Deutschland
Im Jahre 1998 wurde der Cannabiswirkstoff Dronabinol von der Anlage II des deutschen Betäubungsmittelgesetzes in die Anlage III umgestuft und kann seither auf einem Betäubungsmittelrezept verschrieben werden. Jeder niedergelassene Arzt kann bei der Bundesopiumstelle in Bonn einen Antrag stellen, damit er Betäubungsmittelrezepte ausstellen darf, und ist dann befugt, solche Rezepte auszustellen. Ärzte erhalten die Betäubungsmittelrezepte auch bei der Bundesopiumstelle.

Gemäss der Betäubungsmittel-Verschreibungsverordnung (§ 2) beträgt die Höchstmenge für Dronabinol 500 Milligramm pro Patient in 30 Tagen. In begründeten Einzelfällen kann die gesetzlich festgelegte Höchstmenge problemlos überschritten werden. Dabei ist die Verschreibung von Dronabinol in Deutschland nicht auf einzelne Krankheitsbilder beschränkt, sondern kann rezeptiert werden, sobald sich der behandelnde Arzt einen Therapieerfolg verspricht und andere Therapiemassnahmen nicht ausreichend wirksam sind oder zu starke Nebenwirkungen hervorrufen. Betäubungsmittel sollen grundsätzlich erst eingesetzt werden, wenn andere Medikamente versagen (Beispiele für die Verschreibung von Dronabinol finden Sie im Anhang zu diesem Kapitel).

Das weltweit einzige Dronabinol-Fertigpräparat ist das in den USA hergestellte Marinol®. Es wird in Form von Gelatinekapseln mit 2,5 Milligramm, 5 und 10 Milligramm synthetisch hergestelltem Dronabinol, das in Sesamöl gelöst ist, geliefert. Darüber hinaus gibt es zwei deutsche Firmen, die Dronabinol aus Faserhanf herstellen. Dieses Dronabinol kann von Apotheken zur Herstellung von so genannten Rezepturarzneimitteln in Form von Kapseln beziehungsweise Tropfen bezogen werden.

Die Kosten für Dronabinol sind relativ hoch. Der Apothekenabgabepreis für 60 Kapseln zu 10 Milligramm (= 600 Milligramm) Marinol® beträgt etwa € 1680. Das Dronabinol der deutschen Firmen ist zwar wesentlich günstiger als Marinol®, kostet in Tropfen- beziehungsweise Kapselform jedoch immer noch etwa € 460 pro 500 Milligramm.

Erstattungspflicht der Krankenkassen
Leider ist die Übernahme der Kosten durch die Krankenkassen für eine Behandlung mit Dronabinol nicht eindeutig geregelt. Einige Kassen übernehmen die Behandlungskosten bei einigen Erkrankungen, andere dagegen grundsätzlich nicht. Oft berufen sich die gesetzlichen Krankenkassen bei einer Ablehnung der Kostenübernahme darauf, dass Dronabinol in Deutschland arzneimittelrechtlich nicht zugelassen ist und sie daher nur in Ausnahmefällen zur Kostenerstattung verpflichtet sind. Dies ist jedoch nur bedingt richtig, denn die Kostenübernahme arzneimittelrechtlich nicht zugelassener Medikamente wird durch ein Urteil des Bundessozialgerichtes vom 19. März 2002 (Aktenzeichen: B 1 KR 37/00 R) näher geregelt. Danach sind die Krankenkassen zur Erstattung der Behandlungskosten verpflichtet, wenn folgende Bedingungen erfüllt sind:

1. Es handelt sich um eine schwerwiegende (lebensbedrohliche oder die Lebensqualität auf Dauer nachhaltig beeinträchtigende) Erkrankung, bei der
2. keine andere Therapie verfügbar ist und
3. auf Grund der Datenlage die begründete Aussicht besteht, dass mit dem betreffenden Präparat ein Behandlungserfolg (kurativ [heilend] oder palliativ [lindernd]) zu erzielen ist.

Dabei sind die ersten beiden Bedingungen eindeutig formuliert, während die dritte einen Interpretationsspielraum für die Krankenkassen bietet, da sie Belege über die Wirksamkeit und den medizinischen Nutzen aus wissenschaftlichen und klinischen Studien fordert. Solange Dronabinol keine arzneimittelrechtliche Zulassung besitzt, bedeutet dies, dass die Krankenkassen individuell entscheiden können, ob sie die vorhandenen Forschungsergebnisse zu der jeweiligen Krankheit als Wirksamkeitsnachweis anerkennen oder nicht. Gelegentlich sind die Krankenkassen auch der Auffassung, dass sie die Kosten nicht erstatten dürfen, selbst wenn sie das wollten. Allerdings haben die Krankenkassen einen grossen Spielraum bei der Beantwortung der Frage, ob sie die Kosten einer Behandlung erstatten dürfen oder nicht dürfen.
Auch ein Beschluss des Bundesverfassungsgerichts vom 6. Dezember 2005 könnte für die Erstattungspflicht von Dronabinol Bedeutung haben. Das Urteil erging im Fall eines chronisch Kranken mit einer seltenen Erkrankung, für die keine akzeptierte Therapie existiert.

Er hatte daher eine Therapie von umstrittener Wirksamkeit gewählt, die nach seinen Angaben und denen seiner Ärzte zu einer Verbesserung seiner Erkrankung geführt hatte. Die Sozialgerichte hatten die Pflicht seiner Krankenkasse zur Übernahme der Kosten für diese Behandlung verneint, das Bundesverfassungsgericht gab dem Kläger jedoch Recht. Es sei in dieser Situation mit der grundgesetzlich garantierten allgemeinen Handlungsfreiheit, dem Sozialstaatsprinzip und dem Grundrecht auf Leben nicht vereinbar, ihn von einer Behandlungsmethode auszuschliessen, „wenn eine nicht ganz entfernt liegende Aussicht auf Heilung oder auf eine spürbare positive Einwirkung auf den Krankheitsverlauf besteht". (Mehr zu diesem Beschluss finden Sie im Anhang zu diesem Kapitel)

Grundsätzlich kann der so genannte Gemeinsame Bundesausschuss, ein Gremium der gemeinsamen Selbstverwaltung von Ärzten, Krankenkassen und Krankenhäusern, nach § 135 Sozialgesetzbuch V festlegen, dass bestimmte Behandlungen von den Krankenkassen erstattet werden. Der Gemeinsame Bundesausschuss hat sich bisher nicht mit der Erstattungsfähigkeit von Dronabinol befasst. Ohne eine solche Empfehlung des Gemeinsamen Bundesausschusses muss die Krankenkasse die Kosten für eine Therapie nur übernehmen, wenn ein so genanntes Systemversagen vorliegt. Ein Systemversagen liegt beispielsweise vor, wenn sich eine Behandlungsmethode in der ärztlichen Praxis bereits weitgehend durchgesetzt hat, sich die Einleitung oder Durchführung eines Verfahrens beim Gemeinsamen Bundesausschuss jedoch verzögert hat.

Der Petitionsausschuss des Deutschen Bundestages unterstützte in einem Beschluss vom 14. Dezember 2005 die Petition einer Schmerzpatientin, die von Dronabinol profitiert, deren Krankenkasse sich jedoch seit 2001 weigert, die Kosten der Behandlung zu erstatten (Aktenzeichen: Pet 2-15-16-8271-008724a). Das Bundesministerium für Gesundheit erklärte in einer Stellungnahme an den Petitionsausschuss, dass die Kostenübernahme für Dronabinol von einer entsprechenden Empfehlung des Gemeinsamen Bundesausschusses abhänge. Das Ministerium habe den Gemeinsamen Bundesausschuss erneut gebeten, ein Verfahren zur Bewertung Dronabinol-haltiger Rezepturen einzuleiten. Es habe den Bundesausschuss zudem daraufhin gewiesen, dass es als Aufsichtsbehörde befugt sei, „anstelle des Gemeinsamen Bundesausschusses Richtlinien zu erlassen, wenn die Sicherung der ärztlichen Versorgung dies erfordere und die Selbstverwaltung die erforderliche Richtlinie nicht selbsttätig beschliesse".

Wird die Kostenübernahme von der Krankenkasse abgelehnt, so kann gegen diesen Bescheid Widerspruch erhoben werden. Nicht immer, aber doch gelegentlich führt dies zu einer Umstimmung der Krankenkasse. Exemplarisch soll hier das Beispiel eines erfolgreichen

Widerspruchs einer Patientin aus dem Jahre 2004 vorgestellt werden. In dem Widerspruch gegen den Ablehnungsbescheid der Barmer Ersatzkasse Saarbrücken heisst es: „Als chronische Schmerzpatientin hatte ich mit Morphin erhebliche Nebenwirkungen." Neben den Morphin-vermittelten Nebenwirkungen erläutert sie im Folgenden die daraus resultierende zusätzliche Medikation und die notwendigen Operationen. Anschliessend stellt sie die Vorteile einer Behandlung mit Dronabinol der Morphineinnahme und deren Folgen gegenüber: „Die Behandlung mit Dronabinol kostet im Monat € 400. Die Kosten für eine Morphinbehandlung mit allen ihren Nebenwirkungen [...] kämen die Barmer Ersatzkasse wesentlich teurer. [...] Die Behandlung mit Dronabinol brachte mir so viel Zuversicht, da es mir in den letzten Monaten wesentlich besser ging, sowohl körperlich als auch seelisch. Mit Dronabinol bin ich so gut wie schmerzfrei, schlafe wieder tief und fest und kann mit meinen chronischen Grunderkrankungen besser umgehen. Es gibt mir eine wesentlich bessere Lebensqualität als Morphin. [...] Darum bitte ich um eine schnelle Entscheidung. Bitte lassen Sie mir um meiner Genesung Willen das Medikament Dronabinol. Dronabinol ist verordnungsfähig seit 1998 und es liegt im Ermessen der Krankenkasse, ob diese die Kosten für Dronabinol übernimmt (lt. Auskunft ACM Arbeitsgemeinschaft Cannabis als Medizin, Herr Dr. Grotenhermen, Tel: 02247-968084). Unterlagen der ACM sind beigefügt. Bevor eine erneute Ablehnung Ihrerseits bestehen sollte, bitte ich um eine persönliche Anhörung beim medizinischen Dienst. Hochachtungsvoll...". Etwa sieben Wochen später erhielt die Betroffene von ihrer Krankenkasse eine Bewilligung der Kostenübernahme für die Dronabinol-Behandlung. Ob der Hauptgrund für die Umstimmung der Krankenkasse der Therapieerfolg oder die Kostenersparnis durch Dronabinol war, bleibt dabei offen. Eine mögliche Kostenersparnis ist jedoch für eine Krankenkasse, die auch auf die Wirtschaftlichkeit einer Therapie achten soll, immer ein starkes Argument.

Österreich

Der Cannabiswirkstoff THC (Dronabinol) zählt zu den Substanzen des Anhanges IV der verschreibungsfähigen Substanzen der Suchtgiftverordnung. Er ist daher in Österreich auf einem Suchtgiftrezept verschreibungsfähig. Auch Nabilon ist in Österreich so wie in Deutschland verschreibungsfähig.

Die Kostenerstattung für Dronabinol gestaltet sich in Österreich einfacher als in Deutschland. Dronabinol ist seit dem Juli 2005 Bestandteil des Erstattungscodex des Hauptverbandes der österreichischen Sozialversicherungsträger. Es ist dort im Verzeichnis für magistrale Zubereitungen aufgelistet. Die Kostenerstattung erfolgt nur mit Zustimmung des Chefarztes der jeweiligen Krankenkasse. Dieser Chefarzt entspricht dem medizinischen Dienst der Krankenkassen in Deutschland. Im Gegensatz zu Deutschland werden die Behandlungskosten im Allgemeinen übernommen, nach Einschätzung eines niedergelassenen Arztes in Wien, der häufig Dronabinol verschreibt, in etwa 60 Prozent der Fälle. Zurzeit (Stand: Dezember 2005) gestaltet sich der Ablauf wie folgt: Der niedergelassene Arzt stellt nach entsprechender Diagnose und Notwendigkeit einer Behandlung mit Dronabinol ein Suchtgiftrezept aus und schickt den Patienten damit zum Chefarzt der jeweiligen Krankenkasse. Der Chefarzt genehmigt diese Rezeptierung oder überweist den Betroffenen zu einem Facharzt, um eine weitere Meinung einzuholen. In einem kleineren Teil der Fälle spricht sich der Chefarzt der Krankenkasse gegen eine Kostenübernahme aus.

Praxistipps

* In manchen Fällen erweist sich schon die Verschreibung als erste Hürde einer Erfolg versprechenden Dronabinol-Behandlung. Oft ist dies in der Unwissenheit oder Unsicherheit der behandelnden Ärzte begründet. Aus diesem Grund ist es ratsam, dass Sie sich vor einem Gespräch mit Ihrem Arzt selbst über die Wirksamkeit und die Verschreibungsmöglichkeiten von Dronabinol sowie die gesetzlichen Richtlinien der Krankenkassen informieren. Ihr Wissen könnte Ihrem Arzt den Zugang zu einem möglicherweise unbekannten Thema erleichtern und somit schneller zu einem für Sie positiven Ergebnis führen.

* Darüber hinaus sollten Sie sich beziehungsweise Ihr Arzt vor der Verschreibung bei Ihrer Krankenkasse erkundigen, ob die Kosten der angestrebten Behandlung mit Dronabinol übernommen werden, damit Ihre Krankenkasse im Falle der Ablehnung einer Kostenerstattung nicht rückwirkend eine Zahlung der angefallenen Kosten von Ihrem Arzt verlangen kann. Sie sollten entweder eine Kostenübernahme-Erklärung beziehungsweise eine Erklärung auf Verzicht der Feststellung eines sonstigen Schadens bei der Krankenkasse erwirken. Zudem sollte in Ihrem Antrag auf Kostenerstattung die Wirksamkeit von Dronabinol durch wissenschaftliche Studien belegt sein. Informationen hierzu finden Sie zum Beispiel auf der Internetseite der ACM.

* Falls Ihr Antrag von der Krankenkasse abgelehnt wird, können Sie Widerspruch gegen diesen Entscheid einlegen. Um Ihre Chancen auf einen erfolgreichen Widerspruch zu erhöhen, könnten Sie die Wirkung von Dronabinol in Ihrem spezifischen Fall testen, indem Sie es sich auf einem Privatrezept verschreiben lassen. Leider müssten Sie die Kosten für diese Testbehandlung selbst tragen. Bleibt Ihr Widerspruch gegen den Ablehnungsentscheid der Kasse wirkungslos, können Sie vor dem Sozialgericht gegen die Entscheidung Ihrer Krankenkasse klagen. Dies kann jedoch ein langwieriger Prozess sein, der im ungünstigsten Fall erhebliche Kosten verursacht. Zudem hat eine Klage nur Aussicht auf Erfolg, wenn die Wirksamkeit von Dronabinol bei der betreffenden Krankheit wissenschaftlich belegt werden kann.

Möglichkeiten der Einnahme von Cannabisprodukten

Im Rahmen des Freizeitkonsums werden Marihuana und Haschisch meistens geraucht und damit über die Schleimhäute von Mund und Lunge aufgenommen. Arzneimittelrechtlich zugelassene medizinische Zubereitungen wie Marinol® (THC) in den USA und Sativex® in Kanada werden dagegen in Kapselform beziehungsweise als Spray in den Mund (oral) eingenommen. Das niederländische Gesundheitsministerium empfiehlt den Cannabis, der in niederländischen Apotheken auf ärztliche Verschreibung erhältlich ist, als Tee zuzubereiten. Dieses Kapitel befasst sich mit den verschiedenen Einnahmemöglichkeiten von Cannabisprodukten und ihren jeweiligen Vor- und Nachteilen.

Einnahme natürlicher Cannabisprodukte

Natürliche Cannabisprodukte werden in der Regel durch Rauchen von Cannabiszigaretten („Joint"), Essen von Gebäck oder Trinken von Teezubereitungen aufgenommen. Allen Cannabiszubereitungen ist dabei eine Erhitzung vor der Einnahme gemein. Dies ist wichtig, weil der Cannabiswirkstoff in der Pflanze überwiegend als THC-Säure vorkommt, die nur sehr schwach wirksam ist. Erst durch Erhitzen wird die unwirksame Form in die wirksame, die so genannte phenolische THC-Form umgewandelt. Als optimale Umwandlungstemperatur wurde eine fünfminütige Erhitzung auf 200 bis 210 °C (Grad Celsius) ermittelt. Beim Rauchen von Cannabisprodukten, bei dem Temperaturen bis zu 600 °C entstehen, reichen jedoch schon wenige Sekunden zur Umwandlung in das aktive THC. Die benötigte Zeit ist demnach von der Temperatur abhängig. Als allgemeine Faustregel gilt, dass natürliche Cannabisprodukte vor der Einnahme für mindestens 5 Minuten auf mindestens 100 °C erhitzt werden sollten.

Rauchen von natürlichen Cannabisprodukten

Eine weit verbreitete Einnahmeform von Cannabis ist das Inhalieren von Rauch. Dabei werden entweder Cannabiszigaretten geraucht oder Pfeifen beziehungsweise moderne Rauchutensilien benutzt. Geraucht werden kann sowohl Haschisch als auch Marihuana. Cannabiszigaretten bestehen in Europa meistens aus einem Gemisch aus Tabak und Cannabis. Dazu wird zunächst Tabak auf einem Zigarettenblättchen verteilt und dann etwas Cannabis auf den Tabak gebröselt. Als Zigarettenfilter dient in der Regel ein einfacher Pappfilter. Teilweise wird der Tabak auch durch verschiedene Kräuter ersetzt. Dabei können beispielsweise Damiana, ein Kraut, das in Apotheken erhältlich ist und eine leicht beruhigende Wirkung hat, oder andere Rauchkräuter verwendet werden. Viele Konsumenten in Nordamerika und einigen weiteren Ländern rauchen reine Marihuanazigaretten. Eine andere Variante des Cannabisrauchens erfolgt mithilfe von so genannten Pur-Pfeifen. Pur-Pfeifen sind kleine Pfeifen aus Metall oder Holz mit denen sowohl Marihuana als auch Haschisch ohne weitere Zusätze geraucht werden kann. Darüber hinaus gibt es aufwändige Rauchutensilien wie zum Beispiel Wasserpfeifen. Hier wird der Rauch, bevor er eingeatmet wird, durch Wasser geleitet. Dadurch kühlt der Rauch ab und kann stärker inhaliert werden. Dabei verringert sich zwar der Schadstoffgehalt des Rauches, der Gehalt an THC wird jedoch noch stärker vermindert, so dass Wasserpfeifen unter diesem Gesichtspunkt nicht zu empfehlen sind. Zudem wurden in den letzten Jahren elektrische Verdampfer, so genannte Vaporizer, entwickelt, die Cannabis bis zu einer Temperatur von 180 bis 190°C erhitzen. Dies führt zu einer Verdampfung des THC und anderer Cannabinoide, liegt jedoch unterhalb der Verbrennungstemperaturen vieler Pflanzenstoffe, wodurch der Gehalt an Teer und anderen schädigenden Stoffen im Rauch erheblich vermindert werden kann.

Nach dem Rauchen tritt die Wirkung des Cannabis meist schon nach ein bis fünf Minuten ein. Nach 20 bis 30 Minuten erreicht sie ihren Höhepunkt und hält insgesamt etwa zwei bis drei Stunden an. Die rasche Wirkung beim Rauchen von Cannabis wird von vielen Patienten als Vorteil angesehen, da dadurch eine genaue Dosierung erfolgen kann. Ein weiterer Vorteil der Inhalation von Cannabis ist die vergleichsweise hohe Ausbeute an THC. Bei dem Rauchen einer Cannabiszigarette gelangen etwa 15 bis 25 Prozent des enthaltenen THC in die Blutbahn, ein weiterer Teil geht durch Verbrennung und Entweichung in die Umgebung verloren. Durch die Verwendung einer Pfeife oder durch eine effektive Rauchtechnik kann diese Ausbeute noch auf maximal etwa 50 bis 60 Prozent gesteigert werden. Es sollte jedoch von dem Versuch abgesehen werden, die THC-Aufnahme durch tiefes Einatmen und Luftanhalten zu erhöhen. Diese Methode, die in der Medizin als Valsalva-Manöver bezeichnet wird, erhöht die aufgenommene THC-Menge nur in geringem Masse, vermindert nicht die Aufnahme von Schadstoffen und birgt gleichzeitig die Gefahr eines Pneumothorax. Bei einem Pneumothorax platzen Lungenbläschen, und es gelangt Luft zwischen die innere Brustwand und die Lunge, so dass der betroffene Lungenflügel kollabiert, was einen mehrtägigen Krankenhausaufenthalt nach sich zieht. Der Kollaps des Lungenflügels vollzieht sich langsam und nicht plötzlich, so dass die Beschwerden - Schmerzen in einer Seite des Brustkorbes und Luftnot - nach und nach zunehmen.

Der wesentliche Nachteil des Rauchens von Cannabisprodukten liegt in der Schädigung der Atemwege durch Verbrennungsprodukte. Die Zusammensetzung des Cannabisrauches ähnelt zumindest qualitativ der von Tabak, mit dem wichtigsten Unterschied, dass Cannabisrauch THC und weitere Cannabinoide enthält, die nicht im Tabak vorkommen, und dass Tabak das nicht im Cannabis vorkommende Nikotin enthält. Aus diesem Grund ist zu erwarten, dass wiederholte Inhalationen der schädlichen Substanzen im Cannabisrauch ähnliche Auswirkungen auf die Atemwege haben wie regelmässiger Tabakkonsum. Um die Schädigung möglichst gering zu halten, sollten daher Cannabisprodukte mit hohem THC-Gehalt verwendet werden, so dass nur wenig Cannabis zur Erzielung des gewünschten Effektes eingenommen werden muss. Ausserdem kann die Schadstoffbelastung durch die Verwendung von Pur-Pfeifen und besonders durch die Verwendung von elektrischen Vaporizern minimiert werden.

Orale Einnahme von natürlichen Cannabisprodukten
Eine andere Variante der THC-Aufnahme erfolgt über den Mund. Dabei werden Cannabiszubereitungen meist in Form von Plätzchen, Kuchen, Tee oder Kakao eingenommen. Da der Wirkstoff THC jedoch nicht in Wasser löslich ist, sollte beim Backen und Kochen mit Cannabis darauf geachtet werden, dass der jeweiligen Zubereitung Fett zugesetzt wird. Bei einer Teezubereitung könnte dies zum Beispiel durch die Zugabe von etwas Sahne erfolgen. Einige Rezepte zur Zubereitung von Gebäck und Getränken finden Sie im Anhang dieses Buches.

Bei der oralen Aufnahme von Cannabis tritt die Wirkung wesentlich später auf als nach der Inhalation von Rauch. Erst nach etwa 30 bis 90 Minuten ist die Wirkung spürbar. Sie hält dafür länger an und klingt sehr langsam ab, bei hoher Dosierung kann sie mehr als acht Stunden andauern. Das Maximum der Cannabiswirkung wird nach etwa zwei Stunden erreicht. Bei der oralen Einnahme von Cannabisprodukten wird der grösste Teil des THC über den Magen-Darm-Trakt ins Blut aufgenommen. Ein Teil des Wirkstoffes wird

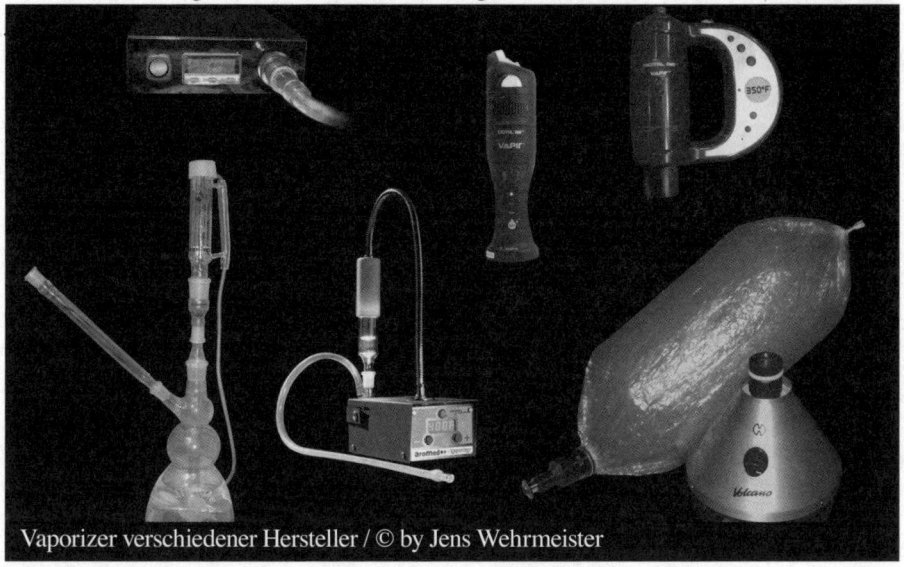

Vaporizer verschiedener Hersteller / © by Jens Wehrmeister

Einnahme pharmazeutischer Cannabisprodukte
Die Aufnahme pharmazeutischer Cannabisprodukte erfolgt im Allgemeinen ebenfalls oral. Dabei werden entweder Kapseln, wie zum Beispiel Marinol®, oder ölige beziehungsweise alkoholische Tropfen eingenommen. Zudem ist in Kanada ein Spray (Sativex®) mit den Wirkstoffen Dronabinol und Cannabidiol erhältlich, der auch in Grossbritannien und in Katalonien (Spanien) vom Arzt verschrieben werden darf. Für die orale Einnahme pharmazeutischer Cannabispräparate gilt ähnliches wie für die Aufnahme natürlicher Cannabisprodukte über den Mund. Im Unterschied zu den illegalen weisen die pharmazeutischen Produkte jedoch eine definierte und gleich bleibende Wirkstoffkonzentration auf.

Dronabinol in alkoholischer Lösung kann auch mit einigen Vaporizern inhaliert werden. Dabei werden wenige Tropfen auf ein engmaschiges Metallsieb gegeben. Auf diese Weise können die Vorteile der schnellen Aufnahme mittels Inhalation und des bekannten Wirkstoffgehaltes kombiniert werden. Neben der oralen Aufnahme pharmazeutischer Cannabispräparate werden weitere Aufnahmeformen, wie vor allem die Inhalation mit Inhalatoren für THC, in Studien erprobt. Vergleichbare Inhalatoren sind von der Einnahme von Asthmasprays bekannt. Weitere erforschte Anwendungsmöglichkeiten sind die Verabreichung über die Haut (als Pflaster), Augentropfen beim Glaukom (grüner Star) und rektale Applikation in Form von Zäpfchen. Bisher gibt es jedoch keine Cannabismedikamente, die so verwendet werden können.

Praxistipps
* Zu Beginn einer Behandlung mit Cannabis sollten Sie mit kleinen Cannabis- beziehungsweise Dronabinol-Mengen anfangen und die Menge langsam (alle ein bis zwei Tage) erhöhen, bis die gewünschte Wirkung erzielt wird. Mehr zu diesem Thema finden Sie in dem Kapitel Dosierung und Dosisfindung.

* Bei der Verwendung natürlicher Cannabisprodukte sollten Sie darauf achten, dass Sie möglichst qualitativ hochwertiges Marihuana beziehungsweise Haschisch verwenden, auch wenn dies in Deutschland nicht immer einfach erhältlich ist. Am Sichersten ist in diesem Zusammenhang der Eigenanbau.

* Wenn das ungeschützte Kraut im Backofen erhitzt wird, um das THC in die wirksame Form umzuwandeln, sollte die Temperatur nicht über 130 °C liegen, damit die Cannabinoide nicht verdampfen. Es lässt sich leider bisher keine optimale Zeit für eine solche Erhitzung angeben, sie könnte jedoch bei 10 bis 20 Minuten liegen.

* Cannabiskraut kann auch in zerlassenem Fett aufgelöst werden. So werden die Cannabinoide vor dem Verdampfen geschützt. Dazu kann man etwas Fett in der Pfanne erhitzen und dann Cannabis (Marihuana oder Haschisch) hinzugeben. Dabei sollten Fette mit einem hohen Siedepunkt verwendet werden, beispielsweise gehärtete Fette wie Palmin oder Biskin, die einen Siedepunkt von 260 bis 290° C aufweisen. (Weitere Hinweise finden sich im Anhang zu diesem Kapitel)

* Die Verwendung von Pfeifen hat den Vorteil, dass Cannabis gut dosiert und ohne Zusatz (Tabak) geraucht werden kann. Zudem können in Pfeifen aus Metall schädliche Verbrennungsprodukte an den Wänden kondensieren, so dass die Schadstoffkonzentration des Rauches vermindert wird. Metallpfeifen können in der Spülmaschine oder manuell mit Alkohol gereinigt werden.

* Wenn man eine schnelle Wirkung erzielen und daher inhalieren möchte, so ist die Verwendung von Vaporizern dem Rauchen vorzuziehen. Die Qualität der Vaporizer variiert sehr stark. Ein wichtiges Qualitätskriterium ist die Fähigkeit, tatsächlich die angegebene Temperatur konstant zu halten. Durch den Luftstrom der bei der Inhalation entsteht, kühlt die Luft im Bereich des erhitzten Materials stark ab, so dass starke Temperaturschwankungen auftreten können. Nur wenige Vaporizer haben dieses Problem befriedigend gelöst.

Dosierung und Dosisfindung

Die Ansprechbarkeit auf die Wirkungen von THC ist von Mensch zu Mensch unterschiedlich. Zudem ist die Wirksamkeit von THC von der Art der zu behandelnden Erkrankung abhängig. Daher ist zur Erzielung eines optimalen therapeutischen Nutzens die Ermittlung der individuell besten Dosierung wichtig. Dieses Kapitel enthält einige Erläuterungen zur Ermittlung der optimalen Dosis und weitergehende Informationen zur Handhabung von Cannabisprodukten.

Dosisfindung

Die Schwelle für die Auslösung psychischer Effekte liegt bei oraler Gabe meistens bei 0,2 bis 0,3 Milligramm THC/kg Körpergewicht, also bei etwa 10 bis 15 Milligramm THC für einen Erwachsenen. Wird Cannabis geraucht oder mit einem Vaporizer inhaliert, werden psychische Effekte meist schon bei 2 bis 3 Milligramm THC wahrgenommen. Bei einigen Personen können diese Schwellen jedoch niedriger liegen, bei oraler Aufnahme eventuell bei nur 2,5 oder 5 Milligramm.

Zur Vermeidung unerwünschter Nebeneffekte, wie zum Beispiel die psychische Wirkung oder auch Auswirkungen auf das Herzkreislaufsystem, sollte am Anfang einer Behandlung mit THC eine geringe Menge eingenommen werden, die dann bis zur Erzielung der gewünschten Wirkung langsam gesteigert werden kann. Diese einschleichende Dosierung kann beispielsweise mit zweimal 2,5 Milligramm THC pro Tag begonnen werden, eventuell auch nur mit einmal 2,5 Milligramm THC pro Tag, und dann täglich oder alle zwei bis drei Tage um 2,5 Milligramm pro Tag gesteigert werden. Bei der Behandlung von Kindern sollte eventuell mit noch niedrigeren Dosen begonnen und auch langsamer gesteigert werden. Die durchschnittliche Tagesdosis bei der medizinischen Verwendung von THC liegt bei etwa 10 bis 20 Milligramm. Bei Bedarf ist eine Steigerung auf bis zu 50 Milligramm am Tag und mehr möglich. Es gibt aber auch Menschen, die nicht mehr als 5 Milligramm THC pro Tag vertragen. In diesem Fall und besonders bei Kindern sollte mit kleineren Dosen, zum Beispiel zweimal 1 Milligramm pro Tag, angefangen werden.

Ebenso wie die optimale THC-Menge muss die Häufigkeit der Einnahme individuell ermittelt werden. Einige Menschen bevorzugen eine zweimalige Einnahme, morgens und abends, während andere lieber mehrmals am Tag kleine Dosen oder nur eine einzige Dosis pro Tag zu sich nehmen. Steht die Linderung nächtlicher Beschwerden im Vordergrund, so wird von vielen Patienten eine einmalige Einnahme einer grösseren Dosis vor dem Zubettgehen bevorzugt. Auch bei einer Akutbehandlung, wie zum Beispiel bei einem Migräneanfall, wird unter

Inkaufnahme möglicher psychischer Wirkungen vorzugsweise einmalig eine grössere Menge THC eingenommen.

Nicht immer führt eine Erhöhung der THC-Menge jedoch zu einer stärkeren Linderung der Beschwerden, und viele Betroffene berichten, dass sie mit vergleichsweise kleinen Dosen bessere Erfahrungen machen als mit höheren Dosen, die von anderen Patienten mit der gleichen Erkrankung eingenommen werden. Die Dosis und die Art der Dosierung hängen also von der Art der Erkrankung und der individuellen Ansprechbarkeit auf THC sowie von dessen Verträglichkeit ab. An verschiedenen Tagen können unterschiedliche Dosen genommen werden und die Dosierung an die Stärke der Symptome angepasst werden.

Dosierung von THC-Präparaten
Bei oraler Einnahme von THC-Präparaten beispielsweise in Form von Kapseln, Tropfen, Gebäck oder Getränken sollte man darauf achten, dass diese immer unter ähnlichen Bedingungen eingenommen werden. Grundsätzlich können THC-Präparate sowohl auf nüchternen Magen als auch nach dem Essen eingenommen werden. In einer vergleichenden Studie hat sich die Einnahme vor einer kleinen Mahlzeit - in diesem Fall einem leichten Frühstück - als besonders günstig herausgestellt.

Bei der Verwendung von pharmazeutischen THC-Präparaten in Tropfen- beziehungsweise Kapselform wird die Dosisfindung und Dosierung durch die bekannte THC-Konzentration erleichtert. Das in den USA gefertigte Fertigpräparat Marinol® ist zum Beispiel in Konzentrationen von 2,5 Milligramm, 5 und 10 Milligramm pro Kapsel lieferbar. Zu Beginn einer THC-Therapie sollten Kapseln mit 2,5 Milligramm Dronabinol verwendet werden, da diese eine flexiblere Dosierung ermöglichen. Auch die verschreibungsfähigen Dronabinol-Tropfen enthalten eine definierte THC-Konzentration. Üblicherweise werden ölige Lösungen mit einem Dronabinolgehalt von 2,5 Prozent verschrieben, d.h. 10 Milliliter enthalten 250 Milligramm Dronabinol. Ein Tropfen dieser Dronabinollösung entspricht dann etwa 0,83 Milligramm THC. Bei einer Einstiegsdosis von 2,5 Milligramm Dronabinol müssten dann 3 Tropfen eingenommen werden.

Bei der Verwendung natürlicher Cannabisprodukte, die im deutschsprachigen Raum illegal erworben werden müssen, ist der THC-Gehalt meistens nicht bekannt, wodurch die anfängliche Dosisfindung erschwert wird. Laut einer Umfrage der Arbeitsgemeinschaft Cannabis als Medizin (ACM) schwankt die Tagesdosis bei der medizinischen Verwendung von natürlichen Cannabisprodukten zwischen 0,05 und 3 Gramm Cannabiskraut beziehungsweise Haschisch. Um mögliche psychische Reaktionen zu vermeiden, sollte bei der Einnahme von

Cannabis mit sehr kleinen Dosen begonnen werden. Bei der oralen Aufnahme sollten zur Herstellung von natürlichen Cannabiszubereitungen (zum Beispiel Tee oder Gebäck) pro Einzeldosis etwa 0,05 bis 0,1 Gramm Cannabiskraut beziehungsweise Haschisch verwendet werden. Bei einem mittleren THC-Gehalt von 5 Prozent entspräche dies 2,5 - 5 Milligramm THC. Bei sehr guten Qualitäten, die 10 bis 20 Prozent THC enthalten können, ist daher ein noch vorsichtigeres Herantasten an die richtige Dosis zu empfehlen. Es können Cannabiszubereitungen mit geringem THC-Gehalt hergestellt werden (Anregungen dazu finden Sie bei den im Anhang aufgeführten Rezepten) und davon zunächst eine geringe Menge getrunken beziehungsweise gegessen werden. Falls keine Wirkung eintritt, kann nach einigen Stunden eine erneute Einnahme der doppelten Menge erfolgen.

Beim Rauchen von Cannabis ist die Dosisfindung etwas einfacher als bei der oralen Einnahme, da die Wirkung schon nach einigen Minuten eintritt. Bei inhalativer Aufnahme wird zunächst eine kleine Menge geraucht und 10 bis 15 Minuten gewartet. Wenn die Wirkung zu schwach ist, kann erneut etwas geraucht werden. Nach der Inhalation tritt die maximale Wirkung nach 20 bis 30 Minuten auf.

Dosierung bei verschiedenen Erkrankungen
Erfahrungen mit der Anwendung von Cannabisprodukten zeigen, dass die erforderliche Dosis auch von der Erkrankung abhängen kann. So wird eine Appetitsteigerung häufig bereits mit Tagesdosen von 5 bis 10 Milligramm erzielt, während eine ausreichende Schmerzlinderung im Allgemeinen höhere Dosen verlangt. Weitere Beispiele für Erkrankungen, bei denen vergleichsweise niedrige Dosen von therapeutischem Nutzen sind, sind Hyperaktivitätssyndrome und Depressionen. Beispiele für Erkrankungen, die häufig hohe Dosen erfordern, sind Übelkeit und Erbrechen bei Krebschemotherapie sowie Spastik bei multipler Sklerose und Querschnittslähmung. Diese Angaben können jedoch nur ein erster Anhaltspunkt sein. Ein Beispiel soll die Variabilität der Wirkungen veranschaulichen. In einer Untersuchung aus dem Jahre 1971 rauchten elf gesunde Freiwillige 2 Gramm Cannabis mit einem THC-Gehalt von 0,9 Prozent, entsprechend 18 Milligramm THC. Bei neun der elf Teilnehmer sank der Augeninnendruck um 16 bis 45 Prozent. Zwei reagierten nur wenig. Es gibt Glaukom-Patienten, die ihren Augeninnendruck mit sehr geringen THC-Dosen deutlich senken können, während andere hohe Dosen benötigen, die zu ausgeprägten psychischen Wirkungen führen.

Toleranzentwicklung
Bei der regelmässigen Einnahme von THC können sowohl die Stärke oft auftretender Nebenwirkungen, wie Müdigkeit und Steigerung der Herzfrequenz, als auch die Intensität

gewünschter medizinischer Wirkungen im Laufe der Therapie abnehmen. Dabei ist die Abnahme der THC-Wirkungen, die auch als Toleranzentwicklung bezeichnet wird, sehr unterschiedlich. Man spricht von Toleranz, wenn eine grössere Menge THC benötigt wird, um eine bestimmte Wirkung zu erzielen, oder wenn eine Dosis, die normalerweise eine Wirkung erzielt, nicht mehr dazu ausreicht.

Die Stärke und die Geschwindigkeit der Toleranzentwicklung hängen von der täglichen Dosis ab. In einer Untersuchung aus den siebziger Jahren des letzten Jahrhunderts erhielten gesunde Freiwillige täglich 210 Milligramm orales THC nach einem festen Dosierungsschema. Im Verlauf von drei Wochen nahmen die psychischen Wirkungen ab. Auch die geistige und psychomotorische Leistungsfähigkeit und die Wirkungen auf Herz und Kreislauf (Steigerung der Herzfrequenz, Veränderung des Blutdrucks) normalisierten sich.

Im therapeutischen Zusammenhang kann die Entwicklung einer Toleranz eine höhere Dosis zur Symptomlinderung erforderlich machen. Häufig nehmen die psychischen Wirkungen und die Effekte auf Herz und Kreislauf im Laufe der Therapie ab, während die therapeutisch erwünschten Wirkungen erhalten bleiben. An dieser Stelle soll auch erwähnt werden, dass viele Patienten davon berichten, im Laufe der Behandlung die benötigte Dosis reduziert zu haben. Dies beruhte häufig auf einer allgemeinen Besserung der Krankheitssymptomatik.
Falls durch eine Dosiserhöhung die gewünschten Effekte nicht erzielt werden können oder nicht tolerierbare Nebenwirkungen auftreten, so ist eventuell eine Behandlungspause mit Wechsel auf ein anderes Medikament zu erwägen. Diese Einnahmepause sollte jedoch mindestens zwei bis drei Monate umfassen, da die Toleranz nach Absetzen des THC noch einige Wochen bis Monate bestehen bleiben kann.

Im Vergleich zu einigen anderen Medikamenten ist die Toleranzbildung bei THC relativ gering. Bei niedriger Dosierung sind für viele Effekte, wie zum Beispiel den appetitsteigernden Effekt, auch nach Monaten keine gravierenden Wirkungsabnahmen zu erwarten. Bei einer Umfrage der Arbeitsgemeinschaft Cannabis als Medizin zur Dosierung von THC-Präparaten zu therapeutischen Zwecken gaben 76,9 Prozent der befragten Personen an, ihre THC- beziehungsweise Cannabis-Dosis in den letzten drei Monaten vor der Befragung nicht verändert zu haben. 15,4 Prozent hatten die Dosis reduziert und nur 3,5 Prozent berichteten von einer Dosissteigerung.

Überdosierung
Gerade beim ungeübten Konsumenten kann es schnell zu einer versehentlichen Überdosierung kommen. Ein typisches Anzeichen einer zu hohen THC-Dosis ist das Auftreten von

Ängsten, die sich bis zur Panik steigern können. Charakteristisch für eine starke Cannabisüberdosierung ist die Angst zu sterben. Tatsächlich sind jedoch akute Todesfälle aufgrund einer THC-Überdosis nicht beschrieben. Falls Todesängste im Zusammenhang mit einer Überdosierung auftreten, kann es hilfreich sein, wenn man sich vor Augen führt, dass diese Angst unbegründet ist. Ansonsten sollte man vor allem Ruhe bewahren. Die Ängste und unangenehmen Gefühle verschwinden in der Regel mit Abklingen des Rausches. Dieser dauert nach oraler Einnahme meist nicht länger als 4 bis 6 Stunden. Hilfreich sind Nacken- oder Fussmassagen, die, auch wenn sie von Laien vorgenommen werden, durch Ablenkung und Entspannung die Angst reduzieren. Meistens reicht es auch, beruhigend auf den Betroffenen einzureden. Sollten die Ängste länger anhalten, ist es ratsam, einen Arzt hinzuzuziehen, der dann ein Beruhigungsmittel geben kann.

Praxistipps
* Planen Sie zu Beginn einer THC-Therapie für die Ermittlung der optimalen Dosis und Häufigkeit der Einnahme eine Probierphase von einigen Tagen bis zu wenigen Wochen. Denken Sie dabei daran, dass THC kein Wundermittel ist, aber in vielen Fällen eine Chance bietet.

* Immer wieder kommt es vor, dass es unerfahrenen Apothekern nicht gelingt, eine Dronabinol-Lösung in der gewünschten Konzentration und Tropfengrösse herzustellen. Eine verminderte Konzentration kann beispielsweise entstehen, wenn das Dronabinol für die Herstellung der Lösung zu stark erhitzt wird. Die Tropfengrösse hängt von der Art des Lösungsmittels und vom Tropfer ab. Es sollte vom Apotheker grundsätzlich das Herstellungsset der beiden Firmen, die Dronabinol herstellen (THC Pharm, Delta 9 Pharma), verwendet werden.

* Denken Sie bei der therapeutischen Verwendung von natürlichem Cannabis daran, dass die Qualität der erworbenen Cannabisprodukte unterschiedlich sein wird, wodurch jeweils eine erneute Dosisfindung erfolgen muss. Diese wird jedoch immer einfacher, je erfahrener Sie im Umgang mit Cannabis sind.

* Falls Sie aufgrund starker Nebenwirkungen oder der Notwendigkeit einer hohen Dosierung wegen einer Toleranzentwicklung verunsichert sein sollten und keinen Ansprechpartner aus Ihrem persönlichen Umfeld haben, wenden Sie sich an die Arbeitsgemeinschaft Cannabis als Medizin.

* Falls Sie sich vor einer Überdosierung fürchten, kann es hilfreich sein, wenn Sie bei der ersten Einnahme eine Ihnen nahe stehende Person in Ihrer Nähe wissen. Diese kann Ihnen dann gegebenenfalls zur Seite stehen.

Nebenwirkungen

Cannabis wirkt auf viele Organsysteme, so dass eine Vielzahl von Nebenwirkungen auftreten kann. Diese sind jedoch im Allgemeinen nicht gravierend, und Cannabis wird meistens sehr gut vertragen. Bisher ist noch kein Fall bekannt geworden, dass jemals ein Mensch durch eine Überdosis Cannabis gestorben wäre. Allerdings könnten die Cannabiswirkungen auf Puls und Blutdruck bei Vorliegen von Herzkrankheiten schwerwiegende Folgen haben. Es ist ein besonderer Vorteil des THC gegenüber vielen anderen Medikamenten, dass es innere Organe wie Magen, Leber und Nieren auch in hohen Dosen nicht schädigt. Folgende Einschätzung zum Nebenwirkungspotenzial von Cannabis aus dem Bericht des Medizininstitutes der USA aus dem Jahre 1999 ist heute weitgehend akzeptiert: „Marihuana ist keine vollständig gutartige Substanz. Es ist eine starke Droge mit einer Vielzahl von Wirkungen. Allerdings bewegen sich die unerwünschten Wirkungen einer Marihuanaverwendung mit Ausnahme der Schäden, die mit dem Rauchen verbunden sind, innerhalb der Wirkungen, die bei anderen Medikamenten toleriert werden". Dieses Kapitel stellt mögliche Nebenwirkungen einer medizinischen Verwendung von Cannabis und THC vor und gibt Hinweise, wie man sie vermeiden kann, und wie man sich verhalten sollte, wenn Nebenwirkungen auftreten.

Akute Nebenwirkungen
Aufgrund des grossen Wirkungsspektrums von Cannabis, können einzelne akute Wirkungen gewünscht und die anderen als unerwünschte Nebenwirkungen wahrgenommen werden. So kann zum Beispiel die appetitsteigernde Wirkung bei Übelkeit und Abmagerung sehr hilfreich sein, während eine resultierende Gewichtszunahme in anderen Fällen eher unerwünscht ist. Die Unterscheidung zwischen Wirkung und Nebenwirkung hängt somit auch vom jeweils gewünschten therapeutischen Effekt ab.
Im Allgemeinen können die Cannabiswirkungen auf die Psyche und einige körperliche Wirkungen, darunter vor allem die Beeinflussung des Herzkreislaufsystems, als die wichtigsten akuten Nebenwirkungen angesehen werden.

Akute psychische Nebenwirkungen
Die wesentlichen psychischen Wirkungen betreffen die Wahrnehmung sowie die geistige und motorische Leistungsfähigkeit. In ihrer Gesamtheit sind sie verantwortlich für den durch Cannabis beziehungsweise THC hervorgerufenen Rauschzustand, der in der Regel als angenehmes und entspannendes Erlebnis beschrieben wird. Der Rauschzustand ist dabei von der Dosierung, von der individuellen Ansprechbarkeit auf Cannabis beziehungsweise THC und von der psychischen Verfassung des Konsumenten abhängig. Häufig ist der

Cannabisrausch gekennzeichnet durch leichte Euphorie, gesteigertes Wohlbefinden, Veränderung der Zeitwahrnehmung mit Dehnung der Zeit, assoziatives Denken mit Störungen des Kurzzeitgedächtnisses und eine Intensivierung der Sinneswahrnehmung. Vor allem bei hohen Cannabis- beziehungsweise THC-Dosen können jedoch auch Angstzustände, die sich gelegentlich bis zur Panik steigern können, auftreten. Dem akuten Rauschzustand folgt häufig eine Ruhephase, die oft von Müdigkeit begleitet wird.

Zudem beeinträchtigen Cannabis und THC akut die Reaktionsfähigkeit, Aufmerksamkeit, Feinmotorik, Bewegungskoordination und das Gedächtnis. Durch die verminderte geistige und motorische Leistungsfähigkeit kann das Bedienen von Maschinen oder die Bewältigung komplexer Denkaufgaben eingeschränkt sein.

Akute körperliche Nebenwirkungen
Häufige akute körperliche Nebenwirkungen des Cannabiskonsums sind eine Abnahme der Speichelproduktion mit trockenem Mund und Rachen, Abnahme des Tränenflusses, Rötung der Augen, Steigerung der Herzfrequenz und eine Veränderung des Blutdruckes. Dabei kann der Blutdruck im Liegen etwas ansteigen und im Stehen abfallen, wodurch ein Schwindelgefühl verursacht werden kann. Gegen die Wirkungen auf das Herzkreislaufsystem entwickelt sich jedoch häufig innerhalb weniger Tage eine Toleranz, die bei regelmässiger Einnahme sogar zu einer Verlangsamung der Herzfrequenz führen kann. Selten treten Kopfschmerzen sowie Übelkeit und Erbrechen auf. Die meisten dieser körperlichen Nebenwirkungen sind bei den üblicherweise zu therapeutischen Zwecken verwendeten Cannabis- beziehungsweise THC-Dosen nur sehr schwach, werden oft nicht als störend wahrgenommen und sind in der Regel nicht gefährlich. Anders ist dies allerdings bei Vorliegen einer Herzerkrankung. In diesem Fall können die Zunahme der Herzfrequenz und die Veränderung des Blutdrucks gesundheitliche Folgen haben, so dass die Verwendung von Cannabisprodukten in diesem Fall mit besonderer Vorsicht erfolgen sollte.

Langzeitnebenwirkungen
Langzeitnebenwirkungen sind Wirkungen oder Konsequenzen des Cannabiskonsums, die über die akute Rausch- beziehungsweise Wirkphase hinaus anhalten können. Sie gewinnen an Bedeutung bei langzeitigem und regelmässigem Cannabisgebrauch. Langzeitnebenwirkungen, die direkt durch die Wirkstoffe des Cannabis hervorgerufen werden können, betreffen vor allem die Psyche und das Denken sowie das Immun- und das Hormonsystem. Dabei sind die Wirkungen auf das Immunsystem und die Hormone sehr gering. Als weitere Nebenwirkungen können eine mögliche Schädigung der Atemwege durch das Rauchen von Cannabis oder auch Konsequenzen der Illegalität von natürlichen Cannabisprodukten angesehen werden.

Einfluss auf Psyche und Denken

Viele Erkenntnisse zum langzeitigen Einfluss von Cannabis beziehungsweise THC auf die Psyche und das Denken sind heute noch nicht eindeutig belegt und umstritten. Allerdings gibt es deutliche Hinweise darauf, dass Cannabis eine Schizophrenie beziehungsweise eine schizophrene Psychose bei entsprechend veranlagten Personen auslösen kann. Dabei wurde beobachtet, dass an Schizophrenie erkrankte Personen häufig Cannabis konsumieren, und Cannabis selbst vermutlich die Häufigkeit der Erkrankung auch leicht erhöhen kann. Diese Schizophrenie fördernde Wirkung wurde bei jugendlichen Cannabiskonsumenten entdeckt, scheint jedoch für Erwachsene nicht zuzutreffen. Da Cannabisprodukte den Verlauf der Schizophrenie und schizophrener Psychosen verschlechtern können, sollten sie in diesem Fall nicht verwendet werden.

Ausserdem werden bei regelmässigem Cannabiskonsum vermehrt Depressionen, Angstzustände, Motivationsverlust und Rückzugsverhalten beobachtet. Bis heute ist jedoch umstritten, ob und in welchem Umfang diese psychischen Probleme eine Folge des Cannabiskonsums sind oder ob der Cannabiskonsum nicht vielmehr ein Begleitsymptom dieser Probleme ist beziehungsweise einen Problemlösungsversuch darstellt.

Neben diesen möglichen psychischen Langzeitnebenwirkungen gibt es vermehrt Hinweise darauf, dass regelmässiger und starker Cannabiskonsum das Gedächtnis, die Aufmerksamkeit und die Fähigkeit der Lösung komplexer Aufgaben beeinträchtigen kann. Dabei soll Cannabis jedoch vor allem bei Erwachsenen keine gravierenden Schäden verursachen. Zudem konnte in mehreren Studien gezeigt werden, dass die geistige Leistungsfähigkeit nach Beendigung des Cannabiskonsums meist nach einigen Wochen wieder vollständig hergestellt ist. Bei Kindern und Jugendlichen gibt es jedoch Hinweise darauf, dass der Konsum von Cannabis zu einer schlechten psychosozialen Anpassungsfähigkeit und Beeinträchtigung des Kurzzeitgedächtnisses und der Konzentrationsfähigkeit beitragen kann. Es wird nicht ausgeschlossen, dass Cannabis die geistige, psychische und emotionale Entwicklung von Heranwachsenden negativ beeinflussen kann.

Allerdings ist die Verwendung von medizinischen Cannabisprodukten auch bei schweren Erkrankungen von Kindern und Jugendlichen gerechtfertigt. Dazu zählen beispielsweise Epilepsien, Muskelkrämpfe aufgrund verschiedener Ursachen sowie eine ausgeprägte Hyperaktivität. Dabei sollten Dosierungen verwendet werden, die noch keine psychischen Wirkungen verursachen.

Abhängigkeit
Cannabis und Dronabinol (THC) besitzen ein Suchtpotenzial, aber selbst bei der Verwendung von Cannabis als Rauschmittel bekommt nur ein Bruchteil der Konsumenten ernsthafte Probleme damit. In einer deutschen Studie mit 1458 Cannabiskonsumenten beziehungsweise ehemaligen Konsumenten waren je nach Konsummuster und -intensität zwei bis zehn Prozent der aktuellen alleinigen Cannabiskonsumenten als substanzabhängig anzusehen. Die Länge des Konsums spielte dabei keine Rolle für die Wahrscheinlichkeit der Beendigung des Konsums, ein Hinweis darauf, dass das Risiko einer Abhängigkeit nicht mit der Konsumdauer verknüpft war. Vor allem Personen, die bereits im Jugendalter regelmässig Cannabis konsumieren, weisen ein erhöhtes Risiko für die Entwicklung einer Abhängigkeit auf.

Es ist unklar, ob sich das Abhängigkeitsrisiko von regelmässigen Freizeitkonsumenten auf Patienten, die THC beziehungsweise Cannabis aus therapeutischen Gründen nehmen, übertragen lässt. Studien mit Dronabinol fanden wenige Hinweise auf die Entstehung einer Abhängigkeit. Auch wenn die Risiken für eine Abhängigkeit so hoch wie bei chronischen Freizeitkonsumenten wären, ist eine therapeutische Verwendung bei der Linderung schwerwiegender Symptome chronischer Erkrankungen ohne Zweifel gerechtfertigt.

Nach dem Absetzen von THC beziehungsweise Cannabis können so genannte Rebound-Effekte auftreten. Als Rebound-Effekt bezeichnet man in der Medizin eine Verstärkung der Symptome beim Absetzen eines Medikaments. So kann zum Beispiel nach dem Absetzen von THC beziehungsweise Cannabis eine zuvor erfolgreich bekämpfte Spastik vorübergehend zunehmen. Rebound-Effekte klingen jedoch nach kurzer Zeit wieder ab. Sie beruhen auf einer Toleranzentwicklung. Neben den Rebound-Effekten können nach Langzeitkonsum bei plötzlichem Absetzen der Cannabiseinnahme für einige Tage Entzugserscheinungen auftreten. Typische Entzugssymptome sind dabei Schlafstörungen, vermehrtes Träumen, innere Unruhe, Appetitlosigkeit und vermehrtes Schwitzen. Entzugserscheinungen beginnen im Allgemeinen nach 12 bis 24 Stunden, haben nach 3 bis 5 Tagen ihr Maximum und klingen dann langsam ab. Meistens sind sie nach zwei Wochen verschwunden. Gelegentlich können einzelne Entzugssymptome, wie beispielsweise Schlafstörungen, jedoch auch länger andauern.

Immunsystem
In vielen tier- und zellexperimentellen Studien konnte gezeigt werden, dass Cannabis beziehungsweise THC die Funktionen des Immunsystems vielfältig beeinflusst. Beim Menschen wurden jedoch widersprüchliche Ergebnisse hinsichtlich der Beeinflussung der Immunantwort gefunden. Die Weltgesundheitsorganisation fasste im Jahre 1997 die Einflüsse der Wirkstoffe der Cannabis-Pflanze auf das Immunsystem in folgender Weise zusammen:

„Viele dieser Effekte erscheinen als relativ klein, als völlig reversibel nach Entfernung der Cannabinoide, und entstanden nur nach Konzentrationen und Dosen, die höher sind als für eine Psychoaktivität erforderlich."

Besonderes Interesse gilt in diesem Zusammenhang der Beeinträchtigung der Immunabwehr von Erregern, wie zum Beispiel Bakterien oder Viren, da eine immununterdrückende Wirkung von THC gravierende Auswirkungen auf den Verlauf einer HIV-Infektion beziehungsweise der Aids-Erkrankung oder anderer Infektionen haben könnte. Beim Menschen konnte jedoch selbst bei starkem Cannabiskonsum bis heute kein relevanter Zusammenhang zwischen dem Verlauf einer Aidserkrankung und dem Konsum von Cannabis nachgewiesen werden. In den USA ist das Dronabinol-Fertigprodukt Marinol® sogar für die Behandlung von Appetitlosigkeit bei Abmagerung im Zusammenhang mit einer Aids-Erkrankung zugelassen. Dies wäre nicht der Fall, wenn der Cannabiswirkstoff THC die eigentliche Aids-Erkrankung bedeutend negativ beeinflussen würde.

Allerdings ist nicht auszuschliessen, dass bei besonders stark aktiviertem Immunsystem wie zum Beispiel im Rahmen einer chronischen Entzündung die immununterdrückende Wirkung von Cannabisprodukten erhöht sein und somit therapeutisch genutzt werden kann.

Hormonsystem

Eine Vielzahl von Untersuchungen belegen eine Beeinflussung des Hormonhaushaltes, sowohl der Sexual- als auch anderer Hormone, und einen Einfluss auf den Zuckerhaushalt. Die Wirkungen sind jedoch in der Regel sehr gering und ausserdem entwickelt sich meist schnell eine Toleranz gegen die Veränderungen des Hormonhaushaltes, so dass gewohnheitsmässige Cannabiskonsumenten meistens einen normalen Hormonspiegel aufweisen.

Bei akutem THC-Konsum wurden bei Frauen vorübergehende geringfügige Veränderungen der Ausschüttung einiger geschlechtsspezifischer Hormone gefunden. Am Anfang einer Cannabistherapie kann es zudem zu einer Verkürzung des Menstruationszyklus kommen, der sich jedoch nach einiger Zeit wieder normalisieren wird.

Bei Männern wurden nach akuter THC-Einnahme keine Veränderungen der Sexualhormonausschüttung ermittelt. Allerdings wurde nach hohen THC-Dosen in Tierversuchen eine leichte Zunahme veränderter Spermien gefunden. Beim Menschen konnte in diesem Fall jedoch ausschliesslich eine leichte Verminderung der Spermienzahl festgestellt werden.

Es gibt viele Hinweise, dass die Fruchtbarkeit sowohl bei der Frau als auch beim Mann durch Cannabis beziehungsweise THC nicht beeinträchtigt wird. In einer indischen Studie wurden beispielsweise 150 verheiratete männliche Cannabiskonsumenten mit einer gleich grossen Zahl an Opium- und Nichtkonsumenten verglichen. 1 Prozent der Nichtkonsumenten war kinderlos und auch in der Gruppe der Cannabiskonsumenten betrug die Kinderlosigkeit nur 2 Prozent, während 10 Prozent der Opiumkonsumenten kinderlos waren. Eine Untersuchung zur Fruchtbarkeit von Frauen mit 2817 Teilnehmerinnen zeigte, dass regelmässige Cannabiskonsumentinnen am schnellsten schwanger wurden. Die Zeit zwischen dem Kinderwunsch bis zur Empfängnis betrug bei den Cannabiskonsumenten im Durchschnitt nur 3,7 Monate, während drogenfreie Frauen im Durchschnitt erst nach 4,3 Monaten und Tabakraucherinnen nach 5,1 Monaten schwanger wurden.

Cannabiskonsum während der Schwangerschaft
Es gibt viele Hinweise, dass der Konsum von Cannabis den Verlauf von Schwangerschaften nur geringfügig beeinflusst. So konnte gezeigt werden, dass starker und regelmässiger Cannabiskonsum zu einer Verkürzung der Schwangerschaftsdauer um etwa eine Woche führen kann. Ausserdem wurde in einigen Untersuchungen ein etwas geringeres Geburtsgewicht bei Kindern festgestellt, deren Mütter während der Schwangerschaft Cannabisprodukte verwendet haben. Bei einem normalen Schwangerschaftsverlauf stellen diese beiden Aspekte jedoch keine relevante Gefahr für das Kind dar. Auch konnte kein Zusammenhang zwischen vorgeburtlichem Cannabiskonsum und Missbildungen beim ungeborenen Kind festgestellt werden.

Allerdings werden heute geringfügige Entwicklungsstörungen des Gehirns mit Beeinträchtigung von Denkfunktionen, die sich meist erst nach dem dritten Lebensjahr bemerkbar machen, vermehrt mit einem Cannabiskonsum während der Schwangerschaft in Zusammenhang gebracht. Zur genauen Beurteilung dieser, wenn auch geringen, Einflüsse auf die Entwicklung des kindlichen Gehirns, sind jedoch weitere Untersuchungen notwendig.
Im Allgemeinen sind die möglichen Schäden durch den Konsum von Cannabis während der Schwangerschaft sicherlich wesentlich geringer als mögliche Schäden durch Alkohol- und Tabakkonsum. Trotzdem sollte, solange keine eindeutigen Ergebnisse vorliegen, zum Schutze des ungeborenen Kindes, der Cannabiskonsum während der Schwangerschaft möglichst eingestellt werden. Beim Vorliegen schwerer Erkrankungen sind Cannabis beziehungsweise THC jedoch möglicherweise im Vergleich mit anderen Medikamenten Substanzen mit einem geringen Schädigungspotenzial.

Risiken des Rauchens
Die Risiken, die mit dem Rauchen von Cannabiszigaretten verbunden sind, betreffen nicht die medizinisch wirksamen Inhaltsstoffe von Cannabis, sondern sind ausschliesslich in der Art und Weise der Einnahme begründet. Auch wenn sie somit eher sekundärer Natur sind, nehmen sie einen grossen Stellenwert als schädliche Nebenwirkungen ein.

Durch die Verbrennung von Pflanzenmaterial wie Cannabis und Tabak entstehen Verbrennungsprodukte, die bei Inhalation zur Reizung und Schädigung der Atemwege führen können. Die genauen Auswirkungen der Inhalation von Cannabisrauch sind bis heute nicht bekannt. Es gibt jedoch deutliche Hinweise, dass das Rauchen von Cannabis zu der Entwicklung eines chronischen Hustens oder sogar zu der Entstehung von Krebs beitragen kann. Zudem könnte das Rauchen von Cannabiszigaretten zu Infektionen der Atemwege führen.

Solange keine eindeutigen Ergebnisse zu den Auswirkungen des Cannabisrauchens vorliegen, sollte davon ausgegangen werden, dass die Schäden, die durch das Rauchen von Cannabis verursacht werden können, denen des Tabakkonsums ähneln. Dabei entspricht eine Cannabiszigarette, vor allem aufgrund des Rauchens ohne Filter und des längeren Einbehaltens des Rauches, etwa vier Tabakzigaretten.

Nebenwirkungen der rechtlichen Situation
In den meisten Ländern ist nicht nur der Freizeitkonsum, sondern auch die medizinische Verwendung natürlicher Cannabisprodukte illegal. Häufig wird auch rechtlich nur geringfügig zwischen diesen beiden Konsumarten unterschieden. Tendenziell hat sich in den letzten Jahren jedoch ein Wandel zum Besseren vollzogen. So haben einige Richter Patienten, die wegen des illegalen Besitzes von Betäubungsmitteln angeklagt waren, wegen eines rechtfertigenden Notstandes freigesprochen, und die oberste Rechtsprechung des Bundesverfassungsgerichtes und des Bundesverwaltungsgerichtes weisen auf die Möglichkeit einer Ausnahmegenehmigung von sonst illegalem Cannabis zu medizinischen Zwecken hin.

Die grundsätzliche Rechtslage hat sich jedoch bisher nicht verändert, so dass wesentliche Nebenwirkungen des Cannabiskonsums zu medizinischen Zwecken in engem Zusammenhang mit seiner Illegalität stehen. Das Verbot führt zu Ängsten und rechtlichen Konsequenzen.

Eine weitere Nebenwirkung der Illegalität bezieht sich auf die Qualität der auf dem Schwarzmarkt erhältlichen Cannabisprodukte. So kann zum Beispiel eine Kontamination mit Pestiziden oder anderen chemischen Mitteln nicht kontrolliert werden. Da es jedoch selten zu Komplikationen aufgrund von Verunreinigungen oder Ähnlichem kommt, liegt das wesentliche Problem bei dem unstandardisierten THC-Gehalt der Cannabisprodukte. Gerade für unerfahrene Konsumenten erschwert ein unbekannter THC-Gehalt eine genaue Dosierung der notwendigen THC-Menge. Nicht selten wird aus diesem Grund ungewollt eine Dosis aufgenommen, die zu psychischen Wirkungen führt, obwohl die gewünschte medizinische Wirkung möglicherweise schon bei einer geringeren Dosis erzielt werden könnte. Gäbe es eine kontrollierte und standardisierte Abgabe natürlicher Cannabisprodukte, so könnten solche Fehldosierungen vermieden werden. Auch beim erlaubten Selbstanbau von Cannabis träten solche Probleme nicht auf, da über längere Zeit ein Produkt mit ähnlichem THC-Gehalt verwendet werden könnte, so dass nach einer einmal gefundenen passenden Dosis eine einfache Dosierung möglich wäre.

Praxistipps
* Generell sollte zur Vermeidung unerwünschter Wirkungen eine genaue, d.h. minimal notwendige Dosis an Cannabis beziehungsweise THC zur Behandlung der Beschwerden eingenommen werden.

* Sollte es einmal passieren, dass Sie einen ungewollten Rauschzustand wahrnehmen, der möglicherweise als unangenehm empfunden wird oder sogar mit Ängsten verbunden ist, so sollten Sie versuchen sich zu beruhigen und zu entspannen. Der Rausch ist gesundheitlich nicht gefährlich und vergeht nach ein bis wenigen Stunden.

* Bei Vorliegen einer Herzerkrankung sollte mit sehr geringen THC-Dosen begonnen werden, die nur langsam gesteigert werden sollten. Sobald negative Wirkungen auf das Herzkreislaufsystem wahrgenommen werden, sollte die Dosis nicht weiter erhöht werden. Bei oraler Aufnahme treten in therapeutischen Dosen meistens keine relevanten Wirkungen auf Herz und Kreislauf ein.

* Die Risiken des Rauchens können Sie durch die Verwendung so genannter Vaporizer oder durch eine orale Aufnahme von Cannabisprodukten verringern beziehungsweise vermeiden.

* Viele Patienten wechseln zu Cannabisprodukten, nicht weil die bisherigen Medikamente nicht ausreichend wirken, sondern weil diese Mittel Nebenwirkungen verursachen. Beispielsweise rufen viele Schmerzmittel Magenbeschwerden oder Schäden an Leber und Nieren hervor. Cannabis und THC sind jedoch auch bei langer Anwendung gut verträglich.

* Sie sollten versuchen, die Nebenwirkungen der Illegalität zu vermeiden, indem sie sich den Cannabiswirkstoff Dronabinol verschreiben lassen und/oder einen Antrag auf eine Ausnahmegenehmigung beim Bundesinstitut für Arzneimittel und Medizinprodukte stellen.

Wechselwirkungen mit anderen Medikamenten

Cannabisprodukte wurden in den vergangenen Jahrzehnten von Millionen von Menschen, die eine Vielzahl unterschiedlicher Medikamente eingenommen haben oder einnehmen, verwendet, ohne dass bisher starke unerwünschte Wechselwirkungen bekannt geworden sind. Cannabis und THC können die Wirkung einiger Medikamente verstärken, während die Wirkung anderer Medikamente herabgesetzt werden kann. Dieses Kapitel befasst sich vor allem mit sinnvollen und wenig sinnvollen Kombinationen von Cannabisprodukten mit anderen Medikamenten.

Wichtige Wechselwirkungen
Für eine Vielzahl der Wechselwirkungen von Cannabisprodukten mit anderen Medikamenten sind die Gründe für die gegenseitige Beeinflussung der Wirkungen bekannt. Häufig beruhen die Wechselwirkungen darauf, dass die therapeutisch angewendeten Substanzen die gleichen Angriffspunkte im Körper aufweisen beziehungsweise einen ähnlichen Wirkmechanismus besitzen. Ausserdem können sie ihre Wirkungen gegenseitig beeinflussen, wenn sie auf ähnlichem Wege im Körper abgebaut werden.

So können Cannabis und THC einige Wirkungen von Medikamenten verstärken oder auch vermindern. Umgekehrt können auch einige Medikamente bestimmte Wirkungen von Cannabisprodukten verstärken oder vermindern. Es ist zudem möglich, dass nur bestimmte Wirkungen zunehmen und andere reduziert werden. Bei sinnvollen Kombinationen addieren sich die gewünschten Wirkungen, während die unerwünschten Nebenwirkungen abnehmen.
So konnte beispielsweise gezeigt werden, dass die Einnahme von THC zusammen mit einem anderen brechreizhemmenden Medikament (Prochlorperazin) bei Patienten unter einer Krebschemotherapie, Erbrechen und Übelkeit stärker verminderte als jedes der beiden Medikamente allein. Darüber hinaus reduzierte Prochlorperazin gleichzeitig die psychischen Wirkungen von THC. Auch Opiate (Morphium) können gut in Kombination mit Cannabis verwendet werden, da sich ihre schmerzlindernden Wirkungen ergänzen und Cannabis beziehungsweise THC ausserdem die Übelkeit, die manchmal durch Opiate hervorgerufen wird, vermindert. Häufig können dabei die benötigten Opiat-Dosen herabgesetzt werden. Gelegentlich führt eine Kombination mit Cannabisprodukten auch dazu, dass eine höhere Morphium-Dosis vertragen wird, so dass überhaupt erst eine wirksame Dosis, die die Schmerzen ausreichend lindert, verabreicht werden kann., dass davon eine höhere Dosis vertragen wird und so erst eine wirksame Linderung der Schmerzen möglich wird.

Weitere Medikamente, die in der Regel gut zusammen mit Cannabisprodukten eingenommen werden können, sind muskelentspannende Medikamente, Asthmamittel sowie Mittel zur Senkung eines erhöhten Augeninnendrucks. Zur besseren Übersicht sind die wichtigsten, heute bekannten Wechselwirkungen in der unten stehenden Auflistung noch einmal aufgeführt. Ebenfalls findet sich dort eine Liste von Medikamenten, deren Kombination mit Cannabisprodukten nicht sinnvoll ist.

Übersicht über die wichtigsten Wechselwirkungen
- **Antidepressiva**: THC kann die beruhigende Wirkung von trizyklischen Antidepressiva wie Amitryptillin verstärken. Ausserdem kann die gleichzeitige Einnahme zu einer Verstärkung der herzfrequenzsteigernden Wirkung führen. Auch kann THC die antidepressive Wirkung der so genannten selektiven Serotonin-Wiederaufnahmehemmer wie etwa Fluoxetin verstärken.
- **Benzodiazepine**: THC kann die antiepileptischen Wirkungen von Benzodiazepinen verstärken.
- **Betablocker**: Betablocker können die durch THC hervorgerufene Herzfrequenzsteigerung reduzieren.
- **Brechreizhemmende Medikamente (Phenothiazine)**: Die brechreizhemmende Wirkung von THC und Phenothiazinen, wie zum Beispiel Prochlorperazin, verstärken sich gegenseitig. Dabei vermindern diese die psychischen Wirkungen von THC.
- **Brechreizhemmende Medikamente (Serotonin-Antagonisten)**: Zur Hemmung des Brechreizes bei einer Krebschemotherapie werden heute vor allem Serotonin-Antagonisten eingesetzt. Auch diese Mittel können gut mit diversen Cannabisprodukten kombiniert werden, da sich ihre therapeutischen Wirkungen gegenseitig verstärken.
- **Glaukommedikamente**: Die augeninnendrucksenkenden Wirkungen von Cannabis und verschiedener Glaukommedikamente können sich gegenseitig verstärken.
- **Insulin**: Beim Menschen wurden in experimentellen Studien keine relevanten Auswirkungen von THC auf den Zuckerstoffwechsel beobachtet. In Tierversuchen mit Ratten führten hohe THC-Dosen zu einer Erhöhung des Blutzuckerspiegels. Einige Cannabiskonsumenten geben an, ihre Insulindosis durch die Einnahme von Cannabis reduziert zu haben. Im Allgemeinen darf jedoch davon ausgegangen werden, dass von Menschen üblicherweise verwendete Cannabisdosen keinen merklichen Einfluss auf den Blutzuckerspiegel und die bei Diabetes mellitus (Zuckerkrankheit) eingenommenen Medikamente hat.
- **Neuroleptika**: THC kann möglicherweise die antipsychotische Wirkung der Neuroleptika verringern. THC kann jedoch auch ihre Ansprechbarkeit bei Bewegungsstörungen verbessern.

- **Opiate**: THC und Opiate können sich gegenseitig in ihrer schmerzlindernden Wirkung verstärken. Dabei kann THC einer durch die Einnahme von Opiaten hervorgerufenen Übelkeit entgegenwirken.
- **Schlafmittel**: THC kann die müde und schläfrig machenden Wirkungen von Schlafmitteln verstärken.
- **Theophyllin**: THC beschleunigt den Abbau von Theophyllin, das zur Behandlung von Asthma Verwendung findet. Daher sind möglicherweise höhere Dosen von Theophyllin bei gleichzeitiger Einnahme von Cannabisprodukten erforderlich.

Ungünstige oder möglicherweise ungünstige Kombinationen mit Cannabisprodukten
- **Alkohol**: THC und Alkohol verstärken sich gegenseitig hinsichtlich einiger Wirkungen. Beide können sedierend, d.h. beruhigend und schlaffördernd, wirken und sie können eine Anzahl weiterer Fähigkeiten beeinträchtigen, die für die sichere Teilnahme am Strassenverkehr von Bedeutung sind, darunter eine Verminderung der Reaktionsfähigkeit und eine Reduzierung der Aufmerksamkeit.
- **Herzfrequenzsteigernde Substanzen**: Die herzfrequenzsteigernde Wirkung von THC und Substanzen wie Amphetaminen, Adrenalin, Kokain und Atropin können sich ergänzen und bei entsprechend hohen Dosen unangenehm werden. Bei Vorliegen einer Herzerkrankung kann dies sogar schwerwiegende Folgen haben.
- **Nichtsteroidale Entzündungshemmer**: Nichtsteroidale Entzündungshemmer wie Acetylsalizylsäure (Aspirin) und Indomethacin können nicht nur die psychischen Wirkungen von THC, sondern auch die Herzfrequenzbeschleunigung, die Senkung des Augeninnendrucks und vermutlich viele andere therapeutisch genutzte Eigenschaften von THC hemmen. Eine Untersuchung hat allerdings auch gezeigt, dass sich die schmerzhemmenden Wirkungen eines Cannabinoids und eines nichtsteroidalen Entzündungshemmers bei entzündlich bedingten Schmerzen addierten. Daher ist bisher keine abschliessende Beurteilung möglich. Eine Kombination beider Substanzgruppen ist zumindest nicht schädlich.

Praxistipps

* Falls Sie Cannabisprodukte in Kombination mit Opiaten (zum Beispiel Morphium), die Sie schon über einen längeren Zeitraum benutzen, verwenden möchten, sollten Sie zunächst Ihre gewohnte Medikation beibehalten und langsam und einschleichend mit der Cannabiseinnahme beginnen. Die Ansprechbarkeit von Cannabis und THC variiert bei verschiedenen Schmerzpatienten sehr stark, so dass vor Beginn der Therapie nicht bekannt ist, ob Cannabisprodukte einen relevanten Beitrag leisten können oder nicht. Bei einer Verbesserung der Symptome durch die gleichzeitige Cannabisverwendung können Sie versuchen, die Opiatdosis langsam zu reduzieren. Es gibt eine Anzahl von Patienten, die ihre Opiate im Verlauf von einigen Monaten vollständig absetzen konnten, während andere nur einen geringen Effekt verspürten. In ähnlicher Weise kann mit Medikamenten zur Muskelentspannung bei multipler Sklerose oder Querschnittslähmung verfahren werden. Oft treten Entzugssymptome beim Absetzen von Opiaten und Benzodiazepinen auf, die durch Cannabis nur teilweise gelindert werden können.

* Kreislaufveränderungen im Zusammenhang mit der Einnahme von Cannabis können sich als Schwindelgefühl oder als ein rasender Puls bemerkbar machen. Werden Cannabisprodukte zusammen mit anderen Medikamenten eingenommen, die ebenfalls auf den Kreislauf wirken können, so sollte eine vorsichtige, einschleichende Dosierung erfolgen. Falls keine Herzerkrankung vorliegt, ist die Herzfrequenzsteigerung zwar nicht gefährlich, aber man sollte doch vermeiden, seinen Kreislauf unnötig zu belasten. Geringe THC-Dosen verursachen meistens keine messbaren Veränderung des Pulses, aber auch bei diesem Effekt ist die Ansprechbarkeit sehr variabel.

* Bei der gemeinsamen Verwendung von Cannabis mit anderen Medikamenten und Drogen, die psychische Wirkungen hervorrufen, sollte bedacht werden, dass dadurch die Fähigkeit zur Bedienung von Maschinen und Fahrzeugen beeinträchtigt sein kann. Die gleichzeitige Aufnahme von THC und Alkohol verringert die Fähigkeit zur Bedienung von Maschinen und Fahrzeugen deutlich stärker als die Aufnahme nur einer der beiden Substanzen.

Cannabis, Fahrtüchtigkeit und Fahreignung

Die medizinische Verwendung von Cannabisprodukten kann die psychomotorische Leistungsfähigkeit und damit die Fahrtüchtigkeit beeinträchtigen. Diese Beeinträchtigung fällt bei alleiniger Verwendung von THC oder Cannabis in Dosen, die nicht zu relevanten psychischen Effekten führen, nur gering aus, kann jedoch durch Alkohol, andere Drogen und Medikamente verstärkt werden. Im Gegensatz zur Fahruntüchtigkeit, die eine aktuelle Beeinträchtigung bezeichnet, bezieht sich der Begriff der Fahreignung auf eine längerfristige Ungeeignetheit zur Teilnahme am Strassenverkehr, die bei Cannabiskonsum häufig unterstellt wird. Dieses Kapitel befasst sich sowohl mit den medizinischen als auch mit den juristischen Aspekten der Teilnahme von Patienten, die Cannabisprodukte zu medizinischen Zwecken verwenden, am Strassenverkehr und gibt Hinweise, wie man sich in diesem Bereich vor Schaden schützen kann.

Rechtliche Grundlagen und Praxis in Deutschland - Fahrtüchtigkeit
Seit dem 28. April 1998 sieht das Strassenverkehrsgesetz (StVG) die Möglichkeit vor, das Führen eines Kraftfahrzeuges nicht nur unter dem Einfluss von Alkohol, sondern auch unter dem Einfluss anderer berauschender Mittel als Ordnungswidrigkeit zu behandeln und mit einer Geldbusse bis zu € 1500 zu bestrafen. Häufig droht zudem ein Fahrverbot von einem bis zu drei Monaten. Nach § 24 a Absatz 2 des StVG gilt: „(2) Ordnungswidrig handelt, wer unter der Wirkung eines in der Anlage zu dieser Vorschrift genannten berauschenden Mittels im Strassenverkehr ein Kraftfahrzeug führt. Eine solche Wirkung liegt vor, wenn eine in dieser Anlage genannte Substanz im Blut nachgewiesen wird. (...)." Im Gegensatz zu Alkohol gibt es für die Substanzen der betreffenden Anlage, darunter auch Cannabis und der nachzuweisende Wirkstoff THC, keine Blutgrenzwerte, bis zu denen eine Teilnahme am Strassenverkehr noch erlaubt ist. Der Blutgrenzwert für Cannabis beträgt also nach diesem Paragraphen des Strassenverkehrsgesetzes Null.

Im Dezember 2004 hat das Bundesverfassungsgericht in einem Beschluss (1 BvR 2652/03) einen geringfügig höheren Grenzwert von 1 Nanogramm pro Milliliter Blutserum festgelegt (Mehr zu diesem Beschluss finden Sie im Anhang zu diesem Kapitel). Nach aktuellem Kenntnisstand liegt dieser Wert aber unterhalb der THC-Konzentration im Blut, bei der von einer Beeinträchtigung der Fahrtüchtigkeit auszugehen ist. Auch wird die THC-Konzentration nach vollständigem Abklingen des akuten Rauschzustandes, also nach etwa 2 bis 4 Stunden, oberhalb dieses Grenzwertes liegen. Zudem werden regelmässige Cannabiskonsumenten, selbst wenn sie ein bis zwei Tage keine Cannabisprodukte eingenommen haben, im Allgemeinen mehr als 1 Nanogramm THC pro Milliliter Blutserum aufweisen.

Im Jahre 2005 hat das Oberlandesgericht Koblenz in einer Grundsatzentscheidung festgelegt, das beim alleinigen Nachweis geringer Mengen THC im Blut nicht zwangsläufig von einer Fahruntüchtigkeit ausgegangen werden könne (Aktenzeichen: 1 ss 189/05). Es müsse daher tatsächlich festgestellt werden, dass eine Beeinträchtigung der Fahrtüchtigkeit vorliege, um eine entsprechende Sanktion (Geldbusse und Führerscheinentzug) zu rechtfertigen.

Eingeschränkt wird die Grenzwertregelung im Strassenverkehrsgesetz durch einen weiteren Satz des § 24 a des StVG, der wie folgt lautet: „Satz 1 gilt nicht wenn die Substanz aus der bestimmungsgemässen Einnahme eines für einen konkreten Krankheitsfall verschriebenen Arzneimittels herrührt." Da der Cannabiswirkstoff THC beziehungsweise Dronabinol in Deutschland rezeptierfähig ist, verhalten sich Patienten, die Dronabinol nach ärztlicher Anordnung einnehmen, beim Führen eines Kraftfahrzeuges nach dem Strassenverkehrsgesetz grundsätzlich nicht ordnungswidrig. Allerdings wird von Patienten erwartet, dass sie mit der Einnahme des Medikamentes verantwortungsvoll umgehen und nur am Strassenverkehr teilnehmen, wenn sie mit seiner Wirkung vertraut sind und ein Fahrzeug wieder sicher führen können. Natürliche Cannabisprodukte sind bisher nicht zur arzneilichen Verwendung zugelassen. Daher handeln Personen, die illegale Cannabisprodukte zu medizinischen Zwecken verwenden, nach dem Strassenverkehrsgesetz ordnungswidrig.

Fahreignung

Neben der durch den § 24 a des StVG geregelten Fahruntüchtigkeit, die zeitlich begrenzt und situationsbezogen ist, werden Cannabiskonsumenten häufig mit der Infragestellung der generellen Fahreignung konfrontiert. Dabei wird die Fahreignung als zeitlich stabile und von der aktuellen Situation unabhängige Fähigkeit zum Führen eines Kraftfahrzeuges definiert. Nach § 2 Absatz 4 des StVG ist zum Führen von Kraftfahrzeugen geeignet, „wer die notwendigen körperlichen und geistigen Anforderungen erfüllt und nicht erheblich oder nicht wiederholt gegen verkehrsrechtliche Vorschriften oder Strafgesetze verstossen hat...".

Im Hinblick auf die Verwendung von Betäubungs- und Arzneimitteln wird die Fahreignung durch die Fahrerlaubnisverordnung näher geregelt. Dabei stützt sich diese auf die „Begutachtungsleitlinien zur Kraftfahrereignung" des gemeinsamen Beirats für Verkehrsmedizin des Bundesministeriums für Verkehr und des Bundesministeriums für Gesundheit (Auszüge aus den Leitsätzen finden Sie im Anhang zu diesem Kapitel). Speziell für den Konsum von illegalen Cannabisprodukten wurden folgende Leitsätze aufgestellt:

- „Wer regelmässig (täglich oder gewohnheitsmässig) Cannabis konsumiert, ist in der Regel nicht in der Lage, den gestellten Anforderungen zum Führen von Kraftfahrzeugen

beider Gruppen gerecht zu werden. Ausnahmen sind nur in seltenen Fällen möglich, wenn eine hohe Wahrscheinlichkeit gegeben ist, dass Konsum und Fahren getrennt werden und wenn keine Leistungsmängel vorliegen."
- „Wer gelegentlich Cannabis konsumiert, ist in der Lage, den gestellten Anforderungen zum Führen von Kraftfahrzeugen beider Gruppen gerecht zu werden, wenn er Konsum und Fahren trennen kann, wenn kein zusätzlicher Gebrauch von Alkohol oder anderen psychoaktiv wirkenden Stoffen und wenn keine Störung der Persönlichkeit und kein Kontrollverlust vorliegen."

Demnach sind gewohnheitsmässige Cannabiskonsumenten nicht geeignet, ein Kraftfahrzeug zu führen und Gelegenheitskonsumenten nur unter bestimmten Bedingungen.

Zur Prüfung der Erfüllung der Bedingungen einer Fahreignung kann nach § 14 der Fahrerlaubnisverordnung „die Beibringung eines medizinisch-psychologischen Gutachtens [kann] angeordnet werden, wenn gelegentliche Einnahme von Cannabis vorliegt und weitere Tatsachen Zweifel an der Eignung begründen." In der überwiegenden Zahl werden solche medizinisch-psychologischen Untersuchungen (MPU), die auch als „Idiotentests" bezeichnet werden, vom TÜV durchgeführt. Die Kosten für eine MPU hat man selbst zu tragen. Im medizinischen Teil der MPU wird zunächst der allgemeine Gesundheitszustand untersucht. Liegt ein Verdacht auf Drogenkonsum vor, so wird der Fortbestand des Konsums durch Untersuchungen von Blut, Urin oder Haaren überprüft. Im psychologischen Teil werden vor allem anhand von Fragen zum Lebenslauf, Alltag und Gewohnheiten Rückschlüsse auf einen möglichen Fortbestand der Fahreignung gezogen. In der Praxis wurde vielen Personen, die gelegentlich Cannabis konsumieren, nach der MPU die Fahreignung aberkannt und der Führerschein eingezogen.

Der Verlust des Führerscheins droht auch ohne aktive Teilnahme am Strassenverkehr. Wird beispielsweise nachgewiesen, dass Cannabisprodukte konsumiert wurden, so kann dies an die Führerscheinstelle weitergeleitet werden. Diese prüft die Fahreignung nach den oben genannten Prinzipien.

Österreich
Die österreichische Strassenverkehrsordnung verbietet ähnlich wie das deutsche Strassenverkehrsgesetz die Teilnahme am Strassenverkehr unter dem Einfluss der Wirkung von Cannabisprodukten. Wie im deutschen Gesetz gilt auch in Österreich der Nachweis von THC im Blut als Nachweis einer Wirkung. Bei einer Zuwiderhandlung wird gemäss § 99 der Strassenverkehrsordnung als Verwaltungsübertretung mit Geldstrafe von € 581 bis € 3633 bestraft.

Ausserdem wird dem beeinträchtigten Lenker gemäss § 7 Führerscheingesetz die Lenkberechtigung wegen mangelnder Verkehrszuverlässigkeit entzogen. Um die Lenkberechtigung wiederzuerlangen, muss sich der beeinträchtigte Lenker gemäss § 14 Führerscheingesetz-Gesundheitsverordnung fachärztlichen und verkehrspsychologischen Untersuchungen unterziehen und seine Verkehrszuverlässigkeit nachweisen.

Wenn ein Strassenverkehrsteilnehmer nicht offensichtlich beeinträchtigt ist und so das Misstrauen der Polizei erregt, hat er gute Chancen, nicht erkannt zu werden. In diesem Fall erfolgt auch keine Blutabnahme. Wer im Strassenverkehr als beeinträchtigt erkannt wird, muss zwar gemäss § 5 der Strassenverkehrsordnung nicht mit einer Strafanzeige rechnen. Jedoch wird der Umstand der Gesundheitsbehörde des Wohnbezirkes gemeldet, die daraufhin weitere Massnahmen anordnet.

Bisher ist nach unserer Kenntnis noch kein Fall bekannt geworden, nach dem ein Patient, der Dronabinol zu medizinischen Zwecken einnimmt, Probleme dieser Art bekommen hat.

Schweiz
Auch in der Schweiz gilt seit dem Jahre 2005 ein Null-Grenzwert für THC im Blut. Cannabiskonsumenten, die am Strassenverkehr teilnehmen, werden härter bestraft als Alkoholkonsumenten, die mit mehr als 0,5 Promille Alkohol im Blut erwischt werden. Während Alkoholsünder mit einer Geldbusse von 400 Franken und einer Verwarnung bestraft werden, wird Cannabiskonsumenten neben einer Geldbusse auch der Fahrausweis für mindestens drei Monate entzogen.

In der Praxis wurde der Grenzwert für THC im Blut auf 1,5 Nanogramm pro Milliliter festgesetzt. Nach Aussagen der an der Festlegung dieses Grenzwertes beteiligten Toxikologen handle es sich dabei um einen rein analytischen Wert, der im Labor noch unter vertretbarem finanziellen Aufwand zweifelsfrei gemessen werden kann.

Auswirkungen von Cannabiskonsum auf die Fahrtüchtigkeit
Während der § 24 a des Strassenverkehrsgesetzes Fahruntüchtigkeit nach Cannabiskonsum sehr einfach definiert, nämlich als Nachweis von THC im Blut, kann eine Person mit THC im Blut durchaus noch fahrtüchtig sein. Der folgende Abschnitt beleuchtet das Thema ein wenig genauer.

Bei dem Konsum von Cannabisprodukten kann die Fahrtüchtigkeit durch mehrere Faktoren vermindert sein. Dazu zählen vor allem die Beeinträchtigung von Gedächtnis, Aufmerksamkeit, Reaktionsfähigkeit, Verarbeitung von über die Augen aufgenommenen Informationen durch das Gehirn, Feinmotorik, Koordination von Bewegungen und die Fähigkeit zur Abschätzung von Entfernungen und der Zeit. Nach aktuellem Kenntnisstand ist die Fähigkeit zur aktiven Teilnahme am Strassenverkehr jedoch nur während des akuten Cannabisrausches reduziert und führt nicht, wie die gesetzliche Grundlage vermuten lässt, zu einer länger dauernden Einschränkung der Fahrtüchtigkeit.

Grob kann der Cannabisrausch in drei Phasen eingeteilt werden. Danach umfasst bei dem Rauchen von Cannabisprodukten die erste Phase etwa die ersten 60 Minuten nach der Einnahme, die zweite Phase den Zeitraum zwischen 60 und 150 Minuten und die dritte Phase beginnt nach etwa 150 Minuten. Die Dauer der zweiten Phase und der Umfang der Leistungsdefizite in Bezug auf die aktive Teilnahme am Strassenverkehr in der dritten Phase sind abhängig von der eingenommenen THC-Dosis. Die erste oder akute Phase schliesst die Zeit der maximalen Cannabiswirkung ein. Nach inhalativer Anwendung werden in dieser Phase die stärksten fahrrelevanten Cannabiswirkungen beobachtet. Je nach THC-Dosis (7 - 32 Milligramm THC) kann von einer Reduzierung der Fahrtüchtigkeit ausgegangen werden, die in etwa einer Blutalkoholkonzentration (BAK) von 0,3 - 0,9 Promille entspricht. Dabei können einige fahrrelevante Wirkungen nach dem Konsum von Cannabis auch stärker als bei einer entsprechende BAK von 0,9 Promille beeinträchtigt sein. Am Ende der zweiten Phase ist der Rausch fast vollständig abgeklungen und die Beeinträchtigungen der geistigen und körperlichen Leistungsfähigkeit haben sich weitgehend normalisiert.

In den meisten Untersuchungen konnte gezeigt werden, dass die beeinträchtigenden Cannabiswirkungen in der Regel drei bis vier Stunden nach dem Konsum nicht mehr nachweisbar sind. Bei der Einnahme von sehr hohen THC-Dosen kann die Fahrtüchtigkeit jedoch auch länger beeinträchtig sein. Ebenfalls ist dies der Fall bei der oralen Einnahme von Cannabisprodukten. Hier ist zu beachten, dass die akute Rauschphase etwa erst nach einer Stunde beginnt und in der Regel bis zu 4 bis 6 Stunden anhält.

Auswirkungen von Cannabiskonsum auf die Fahreignung
Wie die oben vorgestellten Ausschnitte aus den Begutachtungsleitlinien zur Fahreignung darlegen, wird behauptet, dass gewohnheitsmässige Cannabiskonsumenten generell nicht geeignet sind, am Strassenverkehr teilzunehmen. Oft wird selbst Gelegenheitskonsumenten die Fahreignung abgesprochen. Es wird dabei davon ausgegangen, dass bei regelmässigem Konsum eine hohe Wahrscheinlichkeit für eine Teilnahme am Strassenverkehr unter dem akuten Einfluss von Cannabis besteht. Bei dieser Bewertung fällt vor allem die Ungleichbehandlung von Cannabiskonsumenten mit Alkoholkonsumenten auf. Bei Alkoholkonsum führen erst Missbrauch und Abhängigkeit zur Annahme einer fehlenden Fahreignung.

Diese Ungleichbehandlung steht im Widerspruch zur wissenschaftlichen Datenlage, nach der Cannabiskonsumenten vergleichsweise selten Unfälle verursachen. Nur bei einem Nachweis hoher THC-Konzentrationen im Blut waren die Fahrer verglichen mit nüchternen Fahrern häufiger schuldhaft in einen Unfall verwickelt.

Auswirkungen von Cannabiskonsum auf das Unfallrisiko

Zur Abschätzung des Unfallrisikos beim Führen von Kraftfahrzeugen unter dem Einfluss von Cannabis und anderen Drogen wurde eine Anzahl von Unfallverursacherstudien durchgeführt. Solche Studien betrachten Fahrer, die in Unfälle verwickelt waren und untersuchen dann, ob Fahrer mit Cannabinoiden, d.h. entweder THC oder dessen Hauptabbauprodukt, im Blut oder Urin häufiger Unfälle verursachen als Fahrer, bei denen weder andere Drogen noch Alkohol im Blut nachgewiesen werden konnten.

Alle bisher durchgeführten Unfallverursacherstudien haben gezeigt, dass Personen, die nur geringe Mengen an Cannabinoiden im Blut aufweisen, nicht häufiger Unfälle verursachten als drogenfreie Fahrer. Teilweise wurde sogar ein tendenziell leicht vermindertes Unfallrisiko bei Cannabiskonsumenten mit geringen THC-Konzentrationen im Blut beobachtet. Möglicherweise beruht dies auf dem Bemühen von Cannabiskonsumenten, eine wahrgenommene Beeinträchtigung der Leistungsfähigkeit zum Beispiel durch Vorsichtigkeit auszugleichen. Beispielsweise fahren Personen unter dem Einfluss von Cannabis häufig wesentlich langsamer. In einigen Untersuchungen konnte jedoch auch gezeigt werden, dass die Unfallrate bei höheren THC-Konzentrationen im Blut ansteigt. Beim Alkohol ist seit langem bekannt, dass das Unfallrisiko mit steigender Blutalkoholkonzentration zunimmt. Beim gleichzeitigen Konsum von Cannabis und Alkohol sowie anderen Drogen und Medikamenten, die die Fahrtüchtigkeit einschränken können, addieren sich die Risiken, einen Unfall zu verursachen.

Nachweis von THC-Konsum

Der Konsum von Cannabis beziehungsweise THC kann durch den Nachweis von THC und THC-Abbauprodukten im Blut, im Urin, im Speichel, im Schweiss und in den Haaren ermittelt werden. Meistens wird zunächst ein Drogenscreening im Urin, Speichel oder Schweiss durchgeführt. Drogenscreenings sind sehr einfach durchzuführen, beispielsweise von einem Polizeibeamten auf der Strasse, haben jedoch den Nachteil, dass die dazu verwendeten Nachweismethoden recht ungenau sind. Im Falle eines positiven Tests werden daher meistens Bestätigungsanalysen in einem Labor angeschlossen, die Auskunft über die Menge von THC oder seiner Abbauprodukte in der jeweiligen Körperflüssigkeit oder den Haaren liefert.

Bei einer Blutanalyse wird in der Regel die Menge des THC und teilweise auch der Gehalt der Abbauprodukte THC-Carbonsäure und 11-Hydroxy-THC ermittelt. Angegeben werden die Mengen an THC und dessen Abbauprodukte in Nanogramm pro Milliliter Blutserum. Bei der Inhalation von Cannabisrauch erreicht der THC-Gehalt des Blutes schon wenige Minuten, meist sogar noch während des Rauchens einer Cannabiszigarette seinen maximalen Wert und nimmt dann relativ schnell, in der Regel schon nach einer Stunde, wieder auf Werte unterhalb von 20 Nanogramm pro Milliliter Blutserum ab. Nach zwei bis drei Stunden, sind je nach Stärke und Regelmässigkeit des Konsums, meist nur noch Werte unterhalb von 10 Nanogramm THC pro Milliliter Blutserum nachweisbar. Bei oraler Einnahme von Cannabisprodukten wird die maximale THC-Konzentration im Blut verzögert erst nach etwa einer Stunde erreicht und kann bis zu sechs Stunden anhalten. Jedoch ist der maximale Wert geringer als bei der Inhalation von Cannabisprodukten. Laut wissenschaftlichem Kenntnisstand ist eine mögliche Beeinträchtigung durch Cannabis bei einem geringeren THC-Gehalt als 10 Nanogramm pro Milliliter Blutserum im Allgemeinen geringer als bei einer Alkoholkonzentration im Blut von 0,5 Promille. Wie oben dargestellt ist die rechtliche Handhabe jedoch anders.

Mithilfe einer Urinprobe kann die Einnahme von Cannabis beziehungsweise THC über einen längeren Zeitraum als bei einer Blutanalyse nachgewiesen werden. Dies liegt daran, dass bei einer Urinuntersuchung der Gehalt des Abbauproduktes THC-Carbonsäure (THC-COOH) ermittelt wird, welches länger als THC nachgewiesen werden kann. Dabei lässt sich die THC-Carbonsäure nach einmaligem oder bei gelegentlichem Konsum für etwa drei bis fünf und manchmal sogar bis zu sieben Tage nach der Einnahme nachweisen. Bei regelmässigem Konsum kann dieses Abbauprodukt im Durchschnitt noch etwa dreissig Tage und gelegentlich bis zu zwei bis drei Monate nach dem letzten Konsum nachgewiesen werden.

Auch in den Haaren lagern sich geringe Mengen an THC-Abbauprodukten ab, wodurch ein Cannabiskonsum, je nach Haarlänge, auch noch nach Monaten nachgewiesen werden kann. Kopfhaare wachsen monatlich etwa einen Zentimeter. Allerdings sind die abgelagerten Mengen sehr gering, so dass sie bei seltenem Konsum (weniger als einmal alle zwei Wochen) meist unterhalb der Nachweisgrenze liegen.

Seit einigen Jahren werden von der Polizei zunehmend Teststreifen eingesetzt, die gleichzeitig das Vorkommen mehrerer Drogen im Schweiss oder Speichel nachweisen können. Diese Tests sind für Cannabinoide recht ungenau, da THC nicht wasserlöslich ist, im Gegensatz beispielsweise zu Opiaten, Kokain und Amphetaminen.

Praxistipps

* Die aktive Teilnahme am Strassenverkehr sollte zum Schutze der eigenen Person und vor allem auch der anderen Verkehrsteilnehmer nicht während des akuten Cannabisrausches erfolgen. Zudem sollte bei der Einnahme von sehr hohen Cannabisdosen zusätzlich bedacht werden, dass die Fahrtüchtigkeit gegebenenfalls auch länger als 3 bis 4 Stunden beeinträchtigt sein kann. Eine Kombination von Cannabisprodukten und Alkohol beziehungsweise anderen Drogen und Medikamenten, die die Fahrtüchtigkeit beeinträchtigen können, sollte möglichst vermieden werden, wenn man aktiv am Strassenverkehr teilnehmen möchte.

* Wenn Sie das erste Mal Cannabisprodukte, sei es Dronabinol oder natürlicher Cannabis, zu medizinischen Zwecken verwenden, sollten Sie einige Tage lang nicht aktiv am Strassenverkehr teilnehmen, bis Sie die Dosis kennen, bei der sicher keine psychischen Wirkungen auftreten und Ihre Fahrtüchtigkeit nicht beeinträchtigt ist. Dies gilt in gleicher Weise für alle Medikamente, die die Fahrtüchtigkeit einschränken können.

* Obwohl das Strassenverkehrsgesetz Personen, die Dronabinol unter ärztlicher Aufsicht einnehmen, vor dem Begehen einer Ordnungswidrigkeit schützt, kann diesen Patienten die Fahreignung abgesprochen werden. Es gibt Personen, die von der zuständigen Führerscheinstelle vor die Alternative gestellt wurden, entweder den Führerschein abzugeben oder die Einnahme von Dronabinol zu beenden, selbst wenn nur geringe Dosen des Medikamentes verwendet wurden, die die Fahrtüchtigkeit nicht einschränken. Dieses Thema wird von den Führerscheinstellen unterschiedlich gehandhabt. Meistens haben Patienten nichts zu befürchten. Wenn die Führerscheinstelle jedoch einmal gegen die Verwendung von Dronabinol Position bezogen hat, ist es nur schwer, sie wieder umzustimmen.

* Wenn Sie in eine Verkehrskontrolle geraten, bei der Sie auf das Vorkommen von Drogen in Ihrem Körper überprüft werden, weisen Sie daraufhin, dass Sie Cannabisprodukte zu medizinischen Zwecken verwenden. Wenn Cannabinoide bei Ihnen nachgewiesen werden, ist es wichtig, dass dokumentiert wird, dass Sie nicht beeinträchtigt sind. Wird eine Blutentnahme vorgenommen, so führt der Arzt meistens auch einige Tests durch, um Ihre Fahrtüchtigkeit zu überprüfen. Bestehen Sie auf diese Tests und darauf, dass die Ergebnisse genau dokumentiert werden. Dies wird Ihnen später helfen, wenn Ihre Fahrtüchtigkeit und/ oder Ihre Fahreignung in Zweifel gezogen werden und Sie deshalb bestraft werden oder Ihren Führerschein abgeben sollen.

* Bei der MPU (Medizinisch-Psychologische Untersuchung) soll der Gutachter feststellen, ob der Betroffene die Einnahme von Drogen und die Teilnahme am Strassenverkehr sicher

trennen kann. Für Cannabisprodukte gibt es interne Beurteilungskriterien des Fachausschusses MPU des TÜV. Nach diesen Kriterien müssen Gelegenheitskonsumenten von Cannabis folgende Bedingungen erfüllen, damit ihnen die Fahreignung nicht abgesprochen wird:

- Cannabiskonsum darf in der Regel nicht häufiger als 2 bis 4 mal pro Monat stattfinden, da sonst ein regelmässiger Konsum anzunehmen ist.
- Eine eventuell durchgeführte Haaranalyse war negativ, weil ein Nachweis von THC im Haar als Beleg für häufigen Konsum gewertet werden könne.
- Cannabisprodukte werden nicht gleichzeitig mit Alkohol konsumiert.
- Es wurden weniger als 5 Gramm Haschisch erworben, da anderenfalls von einer „Vorratshaltung für einen regelmässigen Konsum" ausgegangen werden müsse.
- Der Klient berücksichtigt „die wesentlichen spezifischen Risiken der Cannabisauswirkungen auf die Fahrtüchtigkeit".
- Der Klient berücksichtigt den Unterschied zwischen dem Stoffwechsel von Alkohol und THC, insbesondere hinsichtlich der „schwer kalkulierbaren Abbauphase".
- Der Klient beachtet hinsichtlich der Teilnahme am Strassenverkehr, dass die Abklingphase des subjektiven Rausches bis 10 Stunden nach Konsum betragen kann.
- Der Klient verfügt über eine gute Selbstsicherheit, damit er nicht einem möglichen Gruppendruck unterliegt.

Wenn ein Cannabiskonsument diese 8 und weitere 16 Bedingungen erfüllt, ist er nach Auffassung des „Arbeitskreises Begutachtungsleitlinien" geeignet, am Strassenverkehr teilzunehmen. Diese Kriterien sind überwiegend überzogen und zum Teil unsinnig. Beispielsweise gibt es keine wesentlichen spezifischen Risiken der Cannabiswirkungen auf die Fahrtüchtigkeit, und die Abbauphase von THC ist nicht schwer kalkulierbar. Dennoch ist es sinnvoll, diese Kriterien ernst zu nehmen und möglichst zu erfüllen.

Cannabiskonsum und Arbeitsplatz

Die Verwendung von Cannabisprodukten ist genauso wie Alkoholkonsum arbeitsrechtlich zunächst nicht relevant, weil dies zur Privatsphäre des Arbeitnehmers gehört, die den Arbeitgeber nichts angeht. Das Arbeitsrecht ist in den deutschsprachigen Ländern in diesem Bereich deutlich arbeitnehmerfreundlicher als beispielsweise in den USA. Erst wenn Drogenkonsum sich auf die Arbeit auswirkt, ist dieses Thema arbeitsrechtlich von Bedeutung. Probleme können auftreten, wenn Cannabisprodukte aus medizinischen Gründen vor oder während der Arbeitszeit eingenommen werden, und der Arbeitgeber davon erfährt. Vielfach ist nicht bekannt, ob ein Arbeitgeber ein Drogenscreening, einen Test auf Drogen, anordnen und welche Konsequenzen ein positiver Test haben kann. Dieses Kapitel stellt die rechtlichen Grundlagen in Deutschland und praktische Beispiele zu diesem Thema vor.

Praxis im Umgang mit Cannabis am Arbeitsplatz
Den Autoren sind mehrere Beispiele von Arbeitnehmern bekannt, die mit Wissen und ohne dadurch Probleme zu bekommen, entweder ärztlich verschriebenes Dronabinol oder illegale Cannabisprodukte am Arbeitsplatz einnehmen oder eingenommen haben. Da die Erkrankungen meistens so schwer sind, dass ein Einsatz in beruflichen Arbeitsfeldern, die eine besonders grosse psychomotorische Leistungsfähigkeit verlangen (Piloten, Busfahrer, Chirurgen, etc.) unwahrscheinlich ist, spielt die mit einer medizinischen Cannabisverwendung möglicherweise verbundene geringe Beeinträchtigung dieser Leistungsfähigkeit in diesem Zusammenhang keine grosse Rolle. Probleme können vor allem dann auftreten, wenn Patienten in den Arbeitspausen Cannabisprodukte rauchen, da der Rauch andere Beschäftigte stören kann oder der Arbeitgeber fürchtet, durch die Tolerierung dieses Konsums selbst in ein schlechtes Licht zu geraten oder einen schlechten Einfluss vor allem auf junge Beschäftigte auszuüben. Da Cannabisprodukte, unabhängig davon ob unter medizinischer Aufsicht oder als Selbstmedikation verwendet, wie andere Medikamente und Alkohol bestimmte Leistungen vermindern können, sollten sie in besonders gefahrenträchtigen Positionen nicht verwendet werden. Häufig haben Personen, die Cannabis aus welchen Gründen auch immer verwenden, jedoch grundsätzlich und unabhängig von der Tätigkeit nicht willkommen. In vielen Betrieben haben Arbeitgeber und Arbeitnehmervertretungen Betriebsvereinbarungen getroffen, nach denen alle Ausbildungsbewerber einem Drogentest unterzogen werden sollen. Es gibt darüber hinaus einige Betriebe, die Drogentests auch bei bereits beschäftigten Arbeitnehmern durchführen. Wird die Verwendung von Cannabis bekannt, die vom Arbeitgeber nicht toleriert wird, sind Aufhebungsverträge ein häufiges Mittel zur vorzeitigen Vertragsbeendigung. Juristische Auseinandersetzungen vor dem Arbeitsgericht gibt es selten.

Drogentests

Anordnungen des Arbeitgebers zur Durchführung eines Drogenscreenings ohne Einwilligung des Betroffenen sind generell unzulässig. Das Persönlichkeitsrecht des Arbeitnehmers wird von den Arbeitsgerichten grundsätzlich höher eingestuft als die mit einer solchen Massnahme beabsichtigte Beweisführung beziehungsweise Beweiserleichterung bei einem Vergehen. Die Anordnung eines Drogenscreenings in Betriebsvereinbarungen ist unwirksam. Dies gilt auch für die vielfach bei Einstellungsuntersuchungen durchgeführten Drogenscreenings. Unterzieht sich ein Arbeitnehmer freiwillig einem Drogenscreening, bestehen dagegen keine Bedenken. Allerdings wird er dann die Folgen eines möglichen positiven Tests auch tragen müssen.

Das Bundesarbeitsgericht hat in einem Urteil aus dem Januar 1995 entschieden, dass ein Arbeitnehmer wegen des verfassungsmässig garantierten Grundrechts auf körperliche Integrität weder zu einer Untersuchung seines Blutalkoholgehaltes noch zur Mitwirkung an einer Atemalkoholanalyse gezwungen werden könnte. Mit einem Urteil vom August 1999 hat das Bundesarbeitsgericht festgestellt, dass ein Arbeitnehmer nicht verpflichtet sei, im laufenden Arbeitsverhältnis routinemässigen Blutuntersuchungen zur Klärung, ob er alkohol- oder drogenabhängig ist, zuzustimmen. Die Entscheidung des Arbeitgebers, eine ärztliche Begutachtung eines Arbeitnehmers auf eine mögliche Alkohol- beziehungsweise Drogenabhängigkeit zu erstrecken, müsse auf hinreichend sicheren tatsächlichen Feststellungen beruhen, die einen derartigen Eignungsmangel des Arbeitnehmers als nahe liegend erscheinen lasse. In dem Fall des Bundesarbeitsgerichts aus dem Jahre 1999 handelte es sich um einen bewaffneten zivilen Wachmann, der sich der jährlichen medizinisch-psychologischen Untersuchung stellte, aber die Blutentnahme zur Untersuchung auf Alkohol und illegale Drogen verweigerte.

Zwar sind Drogenscreenings auch bei der Einstellung unzulässig. In der Praxis ist es jedoch so, dass ein Bewerber, der ein Drogenscreening verweigert, im Allgemeinen nicht mehr in die Auswahl zur Stellenbesetzung einbezogen wird. Bisher gibt es keine gerichtlichen Entscheidungen, ob dies eine unzulässige Diskriminierung oder ein Verstoss gegen das Massregelungsverbot darstellt. Dies dürfte in aller Regel auch schwer nachweisbar sein, insbesondere wenn sich mehrere Bewerber für eine Stelle interessieren.

Beamtenrecht

An Beamte wird eine besonders hohe Gesunderhaltungspflicht gestellt, die auch den Bereich der illegalen Drogen betrifft. Hier gelten daher andere Regeln als bei anderen Arbeitsverhältnissen. Mit der Pflicht zur Erhaltung der Arbeitskraft von Beamten sei der Konsum von

Rauschgiften wie Heroin und Marihuana nach der Rechtsprechung nicht vereinbar. Die Gefahrenlage sei allerdings beim Cannabiskonsum nicht so gross wie bei Opiaten, so dass bei einmaligem Konsum disziplinarrechtliche Massnahmen nicht zu rechtfertigen seien, jedoch bei häufigem Konsum. Neben einer Verletzung der Pflicht zur Gesunderhaltung könne in diesen Fällen auch ein Verstoss gegen die Pflicht zu vertrauensgerechtem Verhalten vorliegen. Besonders schwer wiegt Cannabiskonsum im Dienst, der bereits Entlassungen zur Folge hatte.

Im Falle eines Polizeibeamten urteilte das Oberverwaltungsgericht Berlin im Juli 1995, dass Cannabiskonsum auch ausserhalb der Dienstzeit einen erheblichen Zweifel an seiner persönlichen Eignung begründe, die seine Entlassung aus einem Widerrufsbeamtenverhältnis rechtfertige. Schliesslich zähle die Bekämpfung der Betäubungsmittelkriminalität zu den vordringlichen Aufgaben der Polizei. Auch ein wegen Drogenkonsums oder gar Drogenhandels verurteilter Lehrer riskiert seinen Arbeitsplatz, da er eine Vorbildfunktion für seine Schüler ausübt.

Kündigung bei Pflichtverletzung
Auch in anderen Arbeitsverhältnissen kann der Konsum von Cannabis am Arbeitsplatz eine verhaltensbedingte Kündigung begründen, wenn dadurch arbeitsvertragliche Pflichten verletzt werden. Dabei ist die Art der Tätigkeit entscheidend. So liegt es auf der Hand, dass ein Arbeitnehmer, der gefährliche und seine vollständige psychomotorische Leistungsfähigkeit erfordernde Tätigkeiten ausführt, keinen Alkohol und keine Drogen während der Arbeitszeit konsumieren darf. In diesem Fall würde eine Pflichtverletzung vorliegen. Entscheidend ist, dass aufgrund von Alkohol-, Medikamenten- oder illegalem Drogenkonsum tatsächlich Fehlleistungen oder Verstösse gegen arbeitsvertragliche Verpflichtungen festgestellt werden. Für sicherheitsrelevante Bereiche ist eine Eignungsuntersuchung nach den entsprechenden gesetzlichen Bestimmungen, tarifvertraglichen Regelungen und Unfallverhütungsvorschriften vorgesehen. Ein Arbeitnehmer, der die notwendige ärztliche Begutachtung über Gebühr erschwert oder unmöglich macht, verstösst gegen seine Treuepflicht und kann auch gekündigt werden. Wenn es um sicherheitsrelevante Bereiche geht, muss der Arbeitgeber das Interesse an einer Untersuchung eines möglichen Drogenkonsums gegen das Interesse des Arbeitnehmers an der Wahrung seiner Intimsphäre und körperlichen Unversehrtheit abwägen.

Praxistipps
* Wenn Sie nicht in Bereichen arbeiten, die besonders hohe Anforderungen an die psychomotorische Leistungsfähigkeit stellen, so behalten Sie die medizinische Verwendung von Cannabisprodukten am besten für sich, unabhängig davon ob es sich um legale oder illegale Substanzen handelt. Sie sind

ihrem Arbeitgeber darüber nicht zur Auskunft verpflichtet. Arbeitgeber sind keine Sittenwächter und haben auch nicht die Aufgabe, die Einhaltung des Betäubungsmittelgesetzes zu überwachen. Falls Sie illegale Cannabisprodukte verwenden, sollten Sie eine unauffällige orale Form der Einnahme wählen, beispielsweise Gebäck.

* Eine routinemässige Durchführung von Drogentests durch den Arbeitgeber ist unzulässig. Besteht jedoch ein begründeter Anlass für eine Pflichtverletzung aufgrund von Drogenkonsum, so kann der Arbeitgeber eine ärztliche Untersuchung veranlassen. Sie sollten also darauf achten, während der Arbeitszeit keine Überdosis einzunehmen, die zu einer Pflichtverletzung führen könnte.

* Wenn Sie Tätigkeiten ausführen, die Sie aufgrund ihrer Medikation oder ihrer Erkrankung nicht mehr mit der erforderlichen Sicherheit bewältigen und dadurch sich oder andere Personen gefährden können, so sollten Sie um eine Versetzung bitten. Sie brauchen als Grund nicht die Verwendung von Cannabisprodukten zu medizinischen Zwecken anzugeben. Es ist besser, die Erkrankung selbst als Grund zu nennen.

* Sprechen Sie auch nicht mit Arbeitskollegen über das Thema. Es gibt Fälle, in denen bald der ganze Betrieb über dieses interessante Gesprächsthema informiert war, und der Betroffene nur Unterstützung erhielt. Es gibt aber auch leider andere Beispiele mit unerfreulichen Reaktionen durch Kollegen.

Cannabisanbau und Lagerung

Grundsätzlich ist Cannabis eine leicht zu kultivierende Pflanze. Daher ist der Selbstanbau von Cannabispflanzen nicht besonders schwierig. Der Anbau von Cannabis ist jedoch in den meisten Ländern illegal und in vielen Ländern ist sogar der Kauf und Verkauf von Hanfsamen verboten. Verwendet man jedoch regelmässig Cannabis zu medizinischen Zwecken, so bietet der Selbstanbau eine kontrollierte und meist kostengünstigere Variante der Beschaffung illegaler Cannabisprodukte. Zudem kann man dadurch einen Kontakt zum Schwarzmarkt vermeiden. In diesem Kapitel sollen die Grundzüge des Cannabisanbaus und Tipps zur richtigen Lagerung von Cannabiskraut vorgestellt werden.

Rechtliche Grundlagen des Cannabisanbaus
Botanisch gesehen gibt es nur eine Hanfart, Cannabis sativa L. Einige Autoren unterscheiden jedoch mehrere Arten, wie beispielsweise Cannabis indica (Indischer Hanf) und Cannabis ruderalis (Ruderalhanf), während die meisten Autoren davon ausgehen, dass es sich nur um Variationen einer einzigen Art handelt. Daher spricht man beispielsweise von Cannabis sativa var. indica und Cannabis sativa var. sativa. Die meisten für medizinische Zwecke verwendeten Hanfsorten, die zum Teil phantastische Namen haben, sind Kreuzungen verschiedener Varietäten. Die Züchtungen und Kreuzungen der letzten Jahrhunderte zielten entweder auf eine Steigerung des THC-Gehaltes oder eine Erhöhung der Faserausbeute bei geringen THC-Gehalten, so dass es sowohl Züchtungen mit hohem als auch mit sehr niedrigem THC-Gehalt gibt. Aufgrund der Vielzahl von Züchtungen kann man heute grob zwischen Drogen- und Faserhanf unterscheiden.

Nach dem deutschen Betäubungsmittelgesetz ist der Anbau von Cannabis in Deutschland verboten. Seit Februar 1998 ist sogar der Besitz und der Erwerb von Saatgut strafbar. Eine Ausnahme gilt nur für bestimmte Faserhanfsorten, die einen maximalen THC-Gehalt von 0,2 Prozent aufweisen dürfen. Diese Faserhanfsorten dürfen unter bestimmten Bedingungen von Landwirten legal angebaut werden. Der Anbau ist allerdings meldepflichtig. Aus diesem Grund müssen Samen für den Drogenhanfanbau in Deutschland illegal erworben oder illegal aus dem Ausland (beispielsweise aus Österreich, aus der Schweiz oder aus den Niederlanden) eingeführt werden. In der Praxis wird bei Selbstanbau und erstmaligem Vergehen sowie bei dem Fund einer geringen Cannabismenge oft von einer strafrechtlichen Verfolgung abgesehen.

Das deutsche Bundesverwaltungsgericht hat in seinem Urteil aus dem Jahr 2005 zu möglichen Ausnahmegenehmigungen für die medizinische Verwendung von Cannabis durch das

Bundesinstitut für Arzneimittel und Medizinprodukte darauf hingewiesen, dass am ehesten eine Ausnahmegenehmigung für den Eigenanbau erteilt werden könnte.

In Österreich ist der Besitz von Samen und Pflanzenteilen nach dem Suchtmittelgesetz erst verboten, wenn sie zur Erzeugung von so genanntem „Suchtgift" geeignet sind beziehungsweise mehr als 0,3 Prozent THC enthalten. Da der THC-Gehalt von Samen unterhalb dieser gesetzlich festgelegten Grenze liegt, ist der Erwerb von Samen in Österreich nicht strafbar. Es gibt zahlreiche Geschäfte, die Cannabissamen anbieten. Im Gegensatz zu Deutschland ist der Anbau von Faserhanf in Österreich nicht meldepflichtig. Der Anbau von Cannabis ist, unabhängig vom THC-Gehalt der Pflanzen, erst strafbar, wenn er zum Zwecke der Suchtmittelerzeugung erfolgt. Dieser unerlaubte Anbau würde zunächst zu einer Verwaltungsstrafe führen. Erst durch die Erzeugung von „Suchtgift", d.h. die Abtrennung der Blüten von der Pflanze oder die Gewinnung des Harzes, wird der Anbau gerichtlich strafbar. In der Praxis wird jedoch der Anbau schon oft als Absicht der Gewinnung von „Suchtgift" interpretiert und kann daher zu einer gerichtlichen Strafverfolgung führen.

Die gesetzliche Regelung des Anbaus von Cannabis in der Schweiz zeigt viele Parallelen zu der Situation in Österreich. Auch in der Schweiz ist der Cannabisanbau nicht meldepflichtig. Zudem gibt es keine festen THC-Grenzwerte für den Anbau. Wie in Österreich ist der Anbau von Cannabispflanzen zur Gewinnung von THC-haltigen Drogen jedoch illegal. Der Besitz kleiner Cannabismengen wird allerdings meist nicht strafrechtlich verfolgt.

Anbaumöglichkeiten
Der Anbau von Cannabis ist sowohl im Freien („Outdoor"), als auch im Gewächshaus oder in der Wohnung („Indoor") möglich. Beim Anbau im Freien, zum Beispiel auf dem Balkon oder im Garten, sollte man in unseren Breitengraden schon bei der Auswahl der Samen darauf achten, dass die Pflanzen noch vor Einbruch des Winters zur Blüte kommen. In Deutschland eignen sich zum Outdoor-Anbau Sorten wie Hollands-Hope, Early Girl, Early Skunk, Afghani Outdoor und die frühreifenden Ruderalis-Kreuzungen (Ruderalis Indica, Ruderalis Skunk, Lowryder). Eine ausführlichere Auflistung der geeigneten Cannabissorten findet man in den entsprechenden Büchern beziehungsweise im Internet. Da die Pflanzen viel Licht benötigen, sollte man darauf achten, dass die Pflanzen an einem sonnigen Standort platziert werden, der möglichst vor den Blicken der Nachbarn geschützt sein sollte, da es oft durch diese zur Strafanzeige kommt. Des Weiteren sollte man bei der Wahl des Standortes bedenken, dass die Cannabispflanzen eine enorme Grösse erlangen können. Dem kann durch eine entsprechende Beschneidung der Pflanzen vorgebeugt werden. Im Freien erfolgt die Aussaat der Samen zwischen Mai und Juni und die Ernte zwischen September und Oktober.

Für den Indoor-Anbau können im Allgemeinen alle Cannabissorten verwendet werden. Auch hier sollte ein sonniger Platz, beispielsweise an einem nach Süden gerichteten Fenster, gewählt werden. Eine gezieltere Belichtung der Pflanzen kann durch künstliches Licht erfolgen. Dazu hängt man spezielle Pflanzenlampen, die in jedem Gartenfachhandel erhältlich sind, mit einem gewissen Abstand direkt über die Pflanzen. Ein optimaler Abstand zwischen Lichtquelle und Pflanze ist wichtig, da die Lampen Wärme entwickeln, wodurch die Blätter der Pflanze geschädigt werden könnten. Der Cannabisanbau in grösserem Massstab erfolgt fast ausschliesslich unter Kunstlicht in so genannten „Growräumen". Diese „Growräume" sind in der Rgel vollständig abgedunkelte Räume, die mit speziellen Pflanzenlampen und meist auch mit Bewässerungs- sowie Lüftungssystemen ausgestattet sind. Die Einrichtung eines „Growraumes" ist jedoch nicht ganz einfach und ausserdem kostspielig. Dies bezieht sich nicht nur auf die Anschaffung des Zubehörs, sondern auch auf die anfallenden Stromkosten für das Kunstlicht und andere elektrische Geräte. Beim Indoor-Anbau ist die Aussaat unabhängig von der jeweiligen Jahreszeit. Bei Anbau unter optimalen Bedingungen kann bis zu sechsmal pro Jahr geerntet werden. Grundsätzlich sollte beim Cannabisanbau in geschlossenen Räumen für eine gute Belüftung gesorgt werden, da die Pflanzen reich an ätherischen Ölen sind, die einen charakteristischen Geruch besitzen, der von den Nachbarn identifiziert werden könnte.

Pflanzenanzucht mit Samen
Zur Keimung werden die Samen zunächst 20 bis 40 Stunden zum Quellen in Wasser eingeweicht. Dies kann in einem Wasserglas oder zwischen feuchten Papiertüchern erfolgen. Das Wasser sollte zweimal täglich gewechselt werden. Gute Samen keimen möglicherweise schon nach 12 Stunden. Sobald der Keim sichtbar ist, sollten die Samen in kleinen Aufzuchttöpfen etwa 0,5 Zentimeter tief in feuchte Erde oder andere Wuchsmedien, wie zum Beispiel Perlite, gesetzt werden. Das Umsetzen des aufgesprungenen Keims in das Wachstumsmedium muss sehr vorsichtig geschehen, da der geringste Druck auf die anhaftende Samenschale den austretenden Keim beziehungsweise die Wurzelhaube verletzen kann. Nach der Keimung benötigen die Pflanzen täglich etwa 15 bis 18 Stunden natürliches oder künstliches Licht. Bei Indoor-Zucht sollten die jungen Keimlinge mindestens 18 Stunden belichtet werden. Die Erde beziehungsweise das Wuchsmedium sollte dabei immer feucht sein, aber nicht nass. Staunässe vermindert die Durchlüftung des Wuchsmediums und fördert die Bildung von Schimmelpilzen. Grundsätzlich gilt: Gegossen wird immer, wenn die oberste Erdschicht trocken ist. Dabei wird maximal soviel gegossen, dass nach einigen Minuten kein überschüssiges Wasser mehr im Untersetzer vorhanden ist. Bei jungen Pflanzen mit einem kleinen Wurzelwerk kann Staunässe durch die Wahl eines flachen Pflanzgefässes vermieden werden. Sobald der Sprössling einige Zentimeter gross ist, sollte er in einen grösseren Topf mit etwa

20 Liter Fassungsvolumen umgetopft werden. Besitzt die Pflanze etwa sechs bis sieben Blattpaare, so sollte das oberste Blattpaar dicht über dem darunter liegenden abgeschnitten werden. Dies führt zur Bildung von Seitentrieben und fördert einen buschigen Wuchs mit mehr Blütenständen. Nach einigen Wochen und der Bildung neuer Blätter kann diese Prozedur wiederholt werden. Die Blüte beginnt je nach Sorte und Wachstumsbedingungen nach etwa zwei bis vier Monaten. Ausgelöst wird sie durch kürzer werdende Tage oder künstlich auf 12 Stunden und weniger verminderte Belichtungszeiten. Soll die Blüte künstlich eingeleitet werden, so kann dies in abgedunkelten Räumen mit Kunstlichteinstrahlung von weniger als 12 Stunden erfolgen. Auch könnte man die Pflanze für mindestens 12 Stunden am Tag in einen Schrank oder einen dunklen Raum stellen. Dann dauert es etwa 10 bis 20 Tage, bis die Pflanzen anfangen zu blühen.

Um den Wuchs und Ertrag zu erhöhen, können Pflanzen, die in Erde wachsen, gedüngt werden. Bei der Verwendung von anorganischen Wuchsmedien sollte unbedingt gedüngt werden, da diese keine Nährstoffe liefern. Dabei sollte jedoch beachtet werden, dass möglichst biologische Düngemittel verwendet werden, da die Ernte anschliessend geraucht beziehungsweise oral aufgenommen wird. Ausserdem sollten Pflanzen erst ab einer bestimmten Grösse gedüngt werden, da die jungen Sprösslinge zunächst vom Samen mit Nährstoffen versorgt werden. Der pH-Wert der Erde und der Nährlösung sollte zwischen 6,2 und 6,8 liegen, damit die Pflanze die Nährstoffe gut aufnehmen kann. Zur Messung des pH-Wertes der Erde gibt es Testkits (zum Beispiel Calzi-Test) im Gartenhandel. Der pH-Wert der Nährlösung kann durch pH-Messgeräte oder Indikatorstreifen festgestellt werden. Zwei Wochen vor der Ernte sollte nicht mehr gedüngt werden, damit die Pflanze in der Restzeit die in der Pflanze selbst und in der Erde noch vorhandenen Nährstoffe aufnehmen kann.

Auch in der übrigen Zeit sollte darauf geachtet werden, dass die Pflanzen nicht überdüngt werden, da dies ähnlich schädlich ist wie eine Mangelversorgung. Mangelerscheinungen zeigen sich in der Regel durch gelbliche bis hellgrüne Blattfärbungen. Bei starken Mangelerscheinungen färben sich die Blätter bräunlich und sterben oft ab. Auch eine Rotfärbung des Stängels kann ein Anzeichen für einen Nährstoffmangel sein. Eine Rotfärbung ist jedoch auch für bestimmte Sorten charakteristisch und muss nicht unbedingt auf einem Nährstoffmangel beruhen. Eine Überdüngung ist ebenfalls hauptsächlich an Veränderungen der Blätter zu erkennen. Der Nährstoffüberschuss führt in der Regel zu Verbrennungen an den Blättern. Oft rollen sich die Blätter zunächst auf, dann sterben meist relativ schnell ganze Blattteile ab, was durch eine Braunfärbung deutlich wird. Veränderungen der Blätter müssen jedoch nicht zwingend auf einen Mangel beziehungsweise Überschuss an Nährstoffen hinweisen, sondern können auch durch den Befall mit Schädlingen hervorgerufen werden.

Obwohl die Cannabispflanze eine sehr widerstandsfähige Pflanze ist, kann es wie bei allen anderen Pflanzen zum Befall durch Schädlinge kommen. Die häufigsten Schädlinge der Cannabiszucht sind Spinnmilben, Thripse, weisse Fliege und Blattläuse. Sie schädigen die Pflanze indem sie Pflanzensaft aus den Blättern saugen. Spinnmilben sind sehr kleine Insekten, die auf der Unterseite der Blätter leben. In fortgeschrittenem Stadium ist ein Spinnmilbenbefall durch ein dichtes Netzwerk von kleinen weissen Fäden zu erkennen. Thripse sind ebenfalls kleine Insekten, die zudem sehr schnell sind und daher nur schlecht entdeckt werden können. Einen Thripsbefall kann man durch helle Flecken an der Blattoberseite, die im Licht etwas schimmern, und an kleinen schwarzen Punkten erkennen. Blattläuse sind mit dem blossen Auge erkennbar. Sie treten meist in Kolonien auf. Ihre Ausscheidungen hinterlassen einen klebrigen Film auf den Blättern. Blattlausbefall kann ein Zeichen für eine Stickstoffüberdüngung sein. Thripse, Spinnmilben und weisse Fliegen stellen im Freiland meistens kein grosses Problem dar, können jedoch unter Glas und unter Kunstlicht grösseren Schaden anrichten.

Es gibt eine Vielzahl von chemischen Schädlingsbekämpfungsmitteln, die Verwendung ist jedoch bei dem Anbau von Cannabis zur medizinischen Verwendung nicht ratsam. Ein zuverlässiges und vermutlich unbedenkliches Spritzmittel gegen diese Schädlinge wird aus dem Samenöl des indischen Neembaumes hergestellt. Zudem können effektive Nützlinge wie Raubwanzen oder Marienkäfer eingesetzt werden. Raubwanzen fressen Spinnmilben, Thripse und Blattläuse. Weisse Fliegen können mit Schlupfwespen bekämpft werden. Allerdings halten sie bei kurzen Lichtperioden einen Winterschlaf. Auch Marienkäfer sind gegen die genannten Schädlinge einsetzbar. Bei einem Anbau mit Kunstlicht sind sie jedoch nicht geeignet, da sie von der Lichtquelle angezogen werden und schliesslich verbrennen können.

Cannabiszucht mit Stecklingen
Eine Alternative zur Anzucht von Cannabispflanzen mittels Samen ist die Vermehrung mithilfe von Stecklingen. Von einer grossen, weit verzweigten Mutterpflanze können 50 und mehr Stecklinge (Klone) gewonnen werden. Die Mutterpflanze kann dann wieder zu einer grossen Pflanze heranwachsen, von der erneut Stecklinge gewonnen werden können. Dieser Vorgang kann etwa zweimal wiederholt werden, bevor die Pflanze an Kraft verliert und eine neue Mutterpflanze herangezogen werden sollte.

Die Verwendung von Stecklingen hat gegenüber der Anzucht mit Cannabissamen einige Vorteile. Es fallen keine Kosten für die Samen an. Die Stecklinge produzieren ungefähr die gleiche Menge an Cannabinoiden wie die Mutterpflanze. Zudem sind die Stecklinge kürzer und leichter zu handhaben als aus Samen gezogene Pflanzen, und es fällt weniger Abfall von

Stämmen und Zweigen an. Der grosse Nachteil dieser Methode ist die Notwendigkeit, mit Kunstlicht zu arbeiten.

Die Mutterpflanzen werden in andauerndem Licht ohne Dunkelphasen in optimiertem Kompost gehalten. Eine Temperatur von 25 °C (Grad Celsius) ist optimal. Wird ein Steckling so zu einer Mutterpflanze herangezogen, so erreicht sie innerhalb von 12 Wochen eine Grösse von 2 Metern. Die besten Ergebnisse bei der Anzucht von Stecklingen werden mit schnell wachsenden Mutterpflanzen erzielt.

Von dieser Mutterpflanze werden die Zweige abgetrennt. Die grösseren Blätter werden ebenfalls entfernt und verworfen, da die Stecklinge darüber zu viel Wasser durch Verdunstung verlieren. Aus jedem Zweig kann eine Anzahl von Stecklingen gewonnen werden. Jeder Zweig wird dazu in mehrere Stücke geschnitten, von denen jedes Stück ein etwa 15 bis 20 Zentimeter langes Teil des ursprünglichen Zweiges sowie zwei Seitentriebe enthält. Es können prinzipiell auch längere Stecklinge mit mehreren Seitentrieben gewonnen werden. Dies ist jedoch eine Verschwendung von wertvollem Muttermaterial. Einer der beiden Seitentriebe wird am Zweig abgeschnitten, und der Steckling wird mit dieser Seite in ein sehr feuchtes Wachstumsmedium (Anzuchterde, Steinwolle, etc.) gesteckt, so dass die Wunde des Schnittes im Wachstumsmedium liegt. Auch die Umgebung soll eine hohe Luftfeuchtigkeit aufweisen. Im Bereich der Wunde des abgebrochenen Blattpaares bildet sich Zellgewebe, aus dem sich die Wurzeln des Stecklings bilden. Zur Erleichterung der Wurzelbildung gibt es Wurzelhormone zu kaufen, in die die Stecklinge vor dem Einbringen in das Wachstumsmedium kurz gesteckt werden. Bei der Gewinnung von Stecklingen sollte zügig gearbeitet werden, um ein Austrocknen der Pflanzen an den Schnittstellen zu vermeiden.

Nach etwa sieben Tagen treten die ersten Wurzeln auf. Die Setzlinge werden in dieser Zeit täglich 18 bis 24 Stunden lang Licht ausgesetzt. Nach etwa zwei Wochen ist die Wurzelbildung so weit gediehen, dass die Pflanzen in eine weniger feuchte Erde umgetopft werden können. Um die Abhängigkeit der Mutterpflanze zu verringern, können die unteren Zweige dieser jungen Pflanzen entfernt und dann als Stecklinge genutzt werden. Auch in den ersten drei Wochen nach dem Umtopfen werden die Pflanzen permanent einer ausreichend starken Lichtquelle ausgesetzt. In dieser Zeit wächst die Pflanze bis auf etwa 50 Zentimeter heran und entwickelt ein gesundes Wurzelsystem. Danach wird die Beleuchtung verändert, mit einem Wechsel von 12 Stunden Licht und 12 Stunden Dunkelheit. Wenige Tage später werden die Pflanzen Blüten bilden, die in den nächsten Wochen an Grösse zunehmen und nach zwei bis drei Monaten geerntet werden können.

Ernte

Geerntet werden nur die weiblichen Pflanzen, da sie viel mehr THC als die männlichen Pflanzen bilden. Zudem kann man die weiblichen Pflanzen zu einer verstärkten THC-Produktion anregen, indem man eine Bestäubung durch die Pollen der männlichen Pflanzen und damit die Entwicklung von Samen unterbindet. Sobald die Blütenbildung einsetzt, wodurch sich das Geschlecht der Pflanzen bestimmen lässt, werden die männlichen Pflanzen vernichtet. Männliche Pflanzen blühen in der Regel etwas früher als weibliche. Ausserdem bilden sie eher hängende Blüten, während die weiblichen Blüten eher aufrecht sind. Die Trennung der männlichen von den weiblichen Pflanzen zur Steigerung der THC-Ausbeute wird als Sinsemilla-Verfahren (aus dem Spanischen für „ohne Samen") bezeichnet. Der THC-Gehalt der Blüten und Blätter lässt sich dadurch verdoppeln.

Der richtige Erntezeitpunkt kann anhand von kleinen Härchen an den weiblichen Blüten ermittelt werden. Bei der Entstehung haben diese Härchen eine weisse Farbe und nach etwa 2 Wochen färben sie sich orange-braun. Haben sich etwas mehr als die Hälfte der Härchen verfärbt, so sollte geerntet werden. Dazu werden die Stängel einige Zentimeter unterhalb der Blütenstände abgeschnitten und von den grossen Blättern befreit

Bevor das Pflanzenmaterial verwendet werden kann, muss es getrocknet werden. Um eine gute Qualität zu erzielen, sollte möglichst schonend und langsam getrocknet werden. Dies erfolgt am besten in einem dunklen und gut belüfteten Raum mit mittlerer Luftfeuchtigkeit (etwa 50 bis 60 Prozent) und einer Temperatur von optimal 18 bis 20 °C. Die Pflanzen werden wenn möglich als Ganzes kopfüber aufgehängt. Wird die Pflanze in Einzelteile zerlegt, so trocknet sie schneller aber auch ungleichmässiger. Ist die Luftfeuchtigkeit zu niedrig, so trocknet das Pflanzenmaterial zwar schneller, es wird jedoch nur wenig Chlorophyll abgebaut, wodurch der Cannabis sehr bitter werden kann und beim Rauchen die Schleimhäute stärker reizt. Ist die Luftfeuchtigkeit zu hoch, so besteht die Gefahr von Schimmelbildungen. Wenn Schimmel auftritt, müssen die befallenen Pflanzenteile entfernt werden. Bereits eine Trocknung von einigen Tagen bei Raumtemperatur führt zu einer durch Wasserverlust bedingten Gewichtsverminderung um etwa 70 Prozent. Fühlen sich die Pflanzenteile von aussen trocken an, so können die Blüten von den Stängeln getrennt und in ein luftdichtes Gefäss gegeben werden. Die Pflanzen sind ausreichend trocken, wenn die Äste beim Biegen mit einem hörbaren Knacken brechen. Nun kann sich die restliche Feuchtigkeit gleichmässig in den Blüten verteilen. Zur Vermeidung von Schimmel sollte das Gefäss jedoch mindestens einmal täglich belüftet werden. Ist der Cannabis gut brennbar, so ist die Trocknung abgeschlossen und er kann gelagert werden.

Lagerung
Hohe Temperaturen und Lichteinstrahlungen verursachen einen Abbau der Cannabinoide zu unwirksamen Verbindungen. In einer Untersuchung aus den 70er Jahren des letzten Jahrhunderts wurde bei der Lagerung von geernteten Hanfblättern bei Trocken- und Dunkelheit und einer Temperatur von 5 °C innerhalb von 47 Wochen eine Abnahme des THC-Gehaltes von nur 7 Prozent ermittelt. Bei einer Lagerung bei Raumtemperatur stieg diese Quote auf 13 Prozent. Durch das Eintreffen von Licht nahm die Abnahme noch einmal um nahezu das Dreifache auf 36 Prozent zu. Daher wird getrockneter Cannabis langfristig am besten kühl, luftdicht und im Dunkeln gelagert. Ein geeigneter Ort wäre zum Beispiel in einem dicht verschlossenen Gefäss im Kühlschrank.

Praxistipps
* Bei den heutigen Züchtungen und je nach Wachstumsbedingungen enthalten die Blüten etwa 3 bis 11 Prozent THC. Dies bedeutet, dass schon mit 5 bis 10 Pflanzen die in Deutschland strafbare Menge von 7,5 Gramm THC erreicht werden kann.

* Weitere Informationen zu speziellen Fragen des Cannabisanbaus finden Sie in vielen Büchern zum Thema, auf entsprechenden Internetseiten beziehungsweise in den Internetforen, sowie in verschiedenen Zeitschriften, die sich mit Cannabis befassen (Grow, Hanfblatt, Hanf Journal, etc.).

* Sind Ihre Cannabispflanzen von einer Erkrankung befallen, so wird man Ihnen mit Tipps in verschiedenen Internetforen weiterhelfen, beispielsweise unter www.cannabis-med.org oder www.hanfburg.de.

Anhang

Zum Kapitel „Rechtliche Lage"
Urteil des Oberlandesgerichts Karlsruhe vom 24. Juni 2004, Auszüge aus der Pressemitteilung des Gerichts

Das Oberlandesgericht Karlsruhe hat in diesem Urteil festgestellt, dass Schwerkranke unter bestimmten Voraussetzungen sonst illegale Cannabisprodukte zur Selbstbehandlung verwenden dürfen. Der Angeklagte, ein Multiple-Sklerose-Patient, wurde daraufhin vom zuständigen Amtsgericht freigesprochen.

Der 3. Strafsenat teilt „die Ansicht, dass eine Rechtfertigung nach § 34 StGB grundsätzlich in Betracht kommt, wenn Betäubungsmittel zur Abwendung schwerer Gesundheitsbeeinträchtigungen eingenommen werden, …"

Der Rechtfertigungsgrund des Notstandes setze „neben dem Vorliegen einer gegenwärtigen, nicht anders abwendbaren Gefahrenlage für ein anerkanntes Rechtsgut, wie etwa Leib und Leben, voraus, dass sich das zur Gefahrenabwehr eingesetzte Mittel (hier: die Einnahme von Cannabis) überhaupt zur Gefahrenabwehr eigne und kein milderes Mittel zur Verfügung stehe. Dabei sei für die Annahme einer solchen Eignung zwar nicht erforderlich, dass dieses Mittel die Gefahrenlage sicher oder mit hoher Wahrscheinlichkeit ausschliesse, vielmehr reiche es aus, dass die erfolgreiche Abwendung des Schadens nicht ganz unwahrscheinlich sei."

Eine Rechtfertigung aus Notstandsgesichtspunkten erfordere, „dass bei Abwägung der widerstreitenden Interessen das geschützte Interesse (Leib und Leben des Angeklagten) das beeinträchtigte (Gesundheit der Bevölkerung) wesentlich überwiege."

Urteil des Bundesverwaltungsgerichts vom 19. Mai 2005, Auszüge aus der Begründung des Urteils

Das Bundesverwaltungsgericht hat in seinem Urteil festgestellt, dass das Bundesinstitut für Arzneimittel und Medizinprodukte Anträge auf eine Ausnahmegenehmigung zur Selbstmedikation mit Cannabisprodukten nicht pauschal ablehnen darf.
„Die medizinische Versorgung der Bevölkerung ist kein globaler Akt, der sich auf eine Masse nicht unterscheidbarer Personen bezieht. Sie realisiert sich vielmehr stets durch die Versorgung einzelner Individuen, die ihrer bedürfen."

„In das Recht auf körperliche Unversehrtheit kann nicht nur dadurch eingegriffen werden, dass staatliche Organe selbst eine Körperverletzung vornehmen oder durch ihr Handeln Schmerzen zufügen. Der Schutzbereich des Grundrechts ist vielmehr auch berührt, wenn der Staat Massnahmen ergreift, die verhindern, dass eine Krankheit geheilt oder wenigstens gemildert werden kann und wenn dadurch körperliche Leiden ohne Not fortgesetzt und aufrechterhalten werden."

Ärzte dürften zwar keinen Cannabis verschreiben. Dies hindere „sie aber nicht, einen Patienten medizinisch zu betreuen und zu begleiten, der auf der Grundlage einer Erlaubnis nach § 3 Abs. 2 BtMG solche Mittel im Rahmen der Schmerztherapie bei sich anwendet."

Im Hinblick auf die Möglichkeit der Verwendung von Dronabinol heisst es im Urteil: „Der Verweis auf ein Arzneimittel, das weder ohne weiteres verfügbar noch für den normalen Bürger erschwinglich ist, stellt aber keine Alternative dar, die das öffentliche Interesse am Einsatz von Cannabis zur Krankheitsbekämpfung entfallen lässt."

Vorschlag für einen Text für einen Antrag an das Bundesinstitut für Arzneimittel und Medizinprodukte

An das
Bundesinstitut für Arzneimittel und Medizinprodukte
Bundesopiumstelle
Kurt-Georg-Kiesinger-Allee 3
53175 Bonn

Antrag auf Erteilung einer Erlaubnis gemäss § 3 Abs. 2 BtMG

Sehr geehrte Damen und Herren,
ich, ... beantrage gemäss § 3 Abs. 2 BtMG,

1. die Erlaubnis, Cannabis anzubauen sowie ohne damit Handel zu treiben, Cannabis einzuführen, zu erwerben und zu besitzen, ohne die Auflagen des § 5 BtMG erfüllen zu müssen,

2. die Erlaubnis, Hanfsamen, ohne mit Ihnen Handel zu treiben, einzuführen, zu erwerben und zu besitzen, ohne die Auflagen des § 5 BtMG erfüllen zu müssen, und

3. hilfsweise - für den Fall, dass die Erteilung der Erlaubnisse unter 1. bis 2. nicht möglich ist - die Erlaubnis Cannabis anzubauen sowie Cannabis und Hanfsamen einzuführen, zu erwerben und zu besitzen, unter der Auflage der Erfüllung der Auflagen des § 5 BtMG.

Ich beantrage zugleich, mir Auskunft darüber zu erteilen, wie es dem Einzelnen möglich ist, diese Auflagen zu erfüllen.

Zur Begründung der Anträge 1. - 3.
Ich bin an .... erkrankt und leide insbesondere unter ....

Zum Beweis:
Ärztliches Attest vom ...., erstellt von ....(Anlage I)
Cannabisprodukte üben bei meiner Erkrankung sehr gute therapeutische Wirkungen aus, die nur durch Cannabisprodukte und nicht durch andere Medikamente oder Heilprodukte

erzielt werden können. Die Verwendung von Cannabis zu medizinischen Zwecken ist für mich indiziert.

Zum Beweis:
Gutachterliche Stellungnahme vom ...., erstellt von .... (Anlage II)

Diese gutachterliche Stellungnahme entspricht dem aktuellen Stand der medizinischen Forschung. Das Bundesverfassungsgericht hat mit Beschluss vom 20. Januar 2000 (AZ2 BvR 2382 2389/99) darauf verwiesen, dass eine medizinische Versorgung der Bevölkerung ein öffentlicher Zweck sei, der im Einzelfall die Erteilung einer Erlaubnis gemäss § 3 Abs. 2 BtMG rechtfertigen könne.

Diese Sichtweise wurde in dem Urteil des Bundesverwaltungsgerichts vom 19. Mai 2005 (BVerwG 3 C 17.04) bestätigt. Das Bundesverwaltungsgericht betont in seinem Urteil: „Bei schweren Erkrankungen ohne Aussicht auf Heilung gebietet es in diesem Rahmen die von Art. 2 Abs. 2 Satz 1 GG geforderte Achtung vor der körperlichen Unversehrtheit, die Möglichkeit einer Erlaubnis nach § 3 Abs. 2 BtMG nur dann auszuschliessen, wenn ein therapeutischer Nutzen keinesfalls eintreten kann."

Eine Erlaubnis ist deshalb geboten, da erwiesen ist, dass die Verwendung von Cannabis beziehungsweise Cannabispräparaten bei meinem Krankheitsbild indiziert ist, und ich ohne Erlaubnis darauf verwiesen bin, mich ohne ärztliche Betreuung und mit dem Risiko der Strafverfolgung selbst zu therapieren. Eine Versagung der Erlaubnis griffe in meine Grundrechte aus Art. 2 Abs. 2 Satz 1 GG und in meine aus dem Grundgesetz abzuleitende Therapiefreiheit ein, ohne das hierfür eine verfassungsrechtliche Rechtfertigung bestünde.

Zur Begründung der Anträge 1. und 2.
§ 5 BtMG steht der Erteilung einer Erlaubnis nicht entgegen. Es ist dem Einzelnen nicht zuzumuten, die Auflagen des § 5 BtMG zu erfüllen, um sich mit Cannabis zu therapieren. Es erscheint dem Einzelnen auch gar nicht möglich zu sein diese Auflagen zu erfüllen, denn der Gesetzgeber ist offenkundig bei der Verabschiedung der Auflagen des § 5 BtMG nicht davon ausgegangen, dass eine Einzelfallgenehmigung für Patienten gemäss § 3 Abs. 2 BtMG möglich ist. Sollten die Auflagen des § 5 BtMG einer Einzelfallgenehmigung entgegenstehen, so griffe eine Versagung der Erlaubnis in die Grundrechte aus Art. 2 Abs. 2 Satz 1 GG und in meine aus dem Grundgesetz abzuleitende Therapiefreiheit ein, ohne das hierfür eine verfassungsrechtliche Rechtfertigung bestünde.

Zur Begründung des Antrags 2.
Um mittelfristig mein Risiko zu minimieren, Kontakt mit Personen und Institutionen aufzunehmen, die gegen das Betäubungsmittelgesetz verstossen, und zur Ermöglichung des Anbaus von Cannabis zu therapeutischen Zwecken, beantrage ich zugleich die Verwendung von Hanfsamen zu eigentherapeutischen Zwecken.

Zur Begründung des Antrags 3.
Sollte das Bundesinstitut für Arzneimittel und Medizinprodukte dennoch der Rechtsansicht sein, dass der Einzelne die Auflagen des § 5 BtMG zu erfüllen habe, so bitte ich um die Erteilung der Erlaubnis unter dem Vorbehalt der Erfüllung dieser Auflagen und ggf. sonstiger Auflagen. Zudem bitte ich um Auskunft, wie es mir möglich ist, diese Auflagen zu erfüllen.

Mit freundlichen Grüssen

....

Zum Kapitel „Kostenübernahme von Dronabinol durch die Krankenkassen"
Beispiele für die Verschreibung von Dronabinol durch den Arzt

1. Rezeptur für Dronabinoltropfen in Neutralöl: „Dronabinoltropfen in Neutralöl 2,5 %, 10 g (entsprechen 250 mg Dronabinol), (Dosierung einschleichend beginnend mit 2 x 3 Tropfen (2 x 2,5 mg) tgl.)"

2. Rezeptur für Dronabinolkapseln: „100 Kapseln à 2,5 mg Dronabinol (entsprechen 250 mg Dronabinol), (2 - 3 x 1 Kapsel tgl.)"

3. Rezeptur für Dronabinoltropfen in alkoholischer Lösung: „10 ml Dronabinol 5 % in Ethanol 96 % (entsprechen 500 mg Dronabinol), Dosierung gemäss schriftlicher Gebrauchsanweisung".

Urteil des Bundessozialgerichts vom 19. März 2002, Auszüge aus der Pressemitteilung

Die Krankenkassen sind nur in Ausnahmefällen zur Kostenübernahme arzneimittelrechtlich in Deutschland nicht zugelassener Medikamente beziehungsweise zur Erstattung bei Erkrankungen, auf die sich die Zulassung nicht erstreckt, verpflichtet. Das Bundessozialgericht fordert drei Bedingungen, die erfüllt sein müssen, damit in diesen Fällen dennoch eine medikamentöse Behandlung von den Krankenkassen erstattet werden muss.

„Nachstehende Bedingungen müssen erfüllt sein:

1. Es handelt sich um eine schwerwiegende (lebensbedrohliche oder die Lebensqualität auf Dauer nachhaltig beeinträchtigende) Erkrankung, bei der

2. keine andere Therapie verfügbar ist und

3. auf Grund der Datenlage die begründete Aussicht besteht, dass mit dem betreffenden Präparat ein Behandlungserfolg (kurativ oder palliativ) zu erzielen ist.

Das Letztere bedeutet: Es müssen Forschungsergebnisse vorliegen, die erwarten lassen, dass das Arznei-mittel für die betreffende Indikation zugelassen werden kann. Davon kann ausgegangen werden, wenn entweder
- die Erweiterung der Zulassung bereits beantragt ist und die Ergebnisse einer kontrollierten klinischen Prüfung der Phase III (gegenüber Standard oder Placebo) veröffentlicht sind und

eine klinisch relevante Wirksamkeit respektive einen klinisch relevanten Nutzen bei vertretbaren Risiken belegen oder

- ausserhalb eines Zulassungsverfahrens gewonnene Erkenntnisse veröffentlicht sind, die über Qualität und Wirksamkeit des Arzneimittels in dem neuen Anwendungsgebiet zuverlässige, wissenschaftlich nachprüfbare Aussagen zulassen und auf Grund deren in den einschlägigen Fachkreisen Konsens über einen voraussichtlichen Nutzen in dem vorgenannten Sinne besteht.

Beschluss des Bundesverfassungsgerichts vom 6. Dezember 2005, Auszug aus der Pressemitteilung

Das Bundesverfassungsgericht hat in diesem Beschluss der Verfassungsbeschwerde eines an einer seltenen Muskelerkrankung, für die es keine anerkannte Therapie gibt, Erkrankten stattgegeben. Der Beschwerdeführer hatte die Erstattung der Behandlungskosten einer alternativen Heilmethode durch seine Krankenkasse verlangt. Die Sozialgerichte hatten seinen Anspruch zuvor verneint.

„Die Verfassungsbeschwerde des 18-jährigen Beschwerdeführers, der an einer seltenen, lebensbedrohlichen Krankheit leidet, gegen die Weigerung der gesetzlichen Krankenversicherung, für die Kosten einer so genannten neuen Behandlungsmethode aufzukommen, war erfolgreich. Der Erste Senat des Bundesverfassungsgerichts hob das angegriffene Urteil des Bundessozialgerichts auf, das eine Leistungspflicht der Krankenkasse verneinte. Es sei mit der grundgesetzlich garantierten allgemeinen Handlungsfreiheit, dem Sozialstaatsprinzip und dem Grundrecht auf Leben nicht vereinbar, einen gesetzlich Krankenversicherten, für dessen lebensbedrohliche oder regelmässig tödliche Erkrankung eine allgemein anerkannte, medizinischem Standard entsprechende Behandlung nicht zur Verfügung steht, von der Leistung einer von ihm gewählten, ärztlich angewandten Behandlungsmethode auszuschliessen, wenn eine nicht ganz entfernt liegende Aussicht auf Heilung oder auf eine spürbare positive Einwirkung auf den Krankheitsverlauf besteht. Die Sache wurde zur erneuten Entscheidung an das Bundessozialgericht zurückverwiesen."

Zum Kapitel „Möglichkeiten der Einnahme von Cannabisprodukten"

Bei der oralen Aufnahme von THC sollten zur Herstellung von natürlichen Cannabiszubereitungen pro Einzeldosis etwa 0,05 bis 0,1 Gramm Cannabiskraut beziehungsweise Haschisch verwendet werden. Die Cannabispräparate sollten vor der Einnahme einmal auf mindestens

100 °C (Grad Celsius) erhitzt werden. Prof. Brenneisen von der Universität Bern hat als optimale Bedingung für die Umwandlung der in den Pflanzen vorhandenen THC-Säuren in die wirksame THC-Form (phenolisches THC) eine fünfminütige Erhitzung auf 200 bis 210 °C ermittelt.

Da der Wirkstoff THC nicht wasserlöslich ist, sollten die Cannabiszubereitungen ausserdem etwas Fett enthalten. Ein Stück Butter oder etwas Sahne sind dabei schon ausreichend. Grundsätzlich können Cannabiskraut und Haschisch zu allen Lebensmitteln gegeben werden. Allerdings haben Cannabispräparate einen typischen und sehr intensiven Geschmack, der nicht von jedem geliebt wird. Aus diesem Grund werden Cannabiszubereitungen häufig mit anderen aromatischen Zutaten wie zum Beispiel Kräutern und Gewürzen kombiniert. Gerade zu Beginn einer Behandlung mit Cannabis kann es hilfreich sein, wenn man haltbare Zubereitungen wie beispielsweise Plätzchen herstellt. Schnell wird man herausfinden, wie viele Plätzchen der optimalen Dosierung entsprechen, die man dann bis zum Verbrauch des Vorrates beibehalten kann. Einige Anregungen und Rezepte zur Herstellung von Cannabisfetten, Getränken und Gebäck werden im Folgenden vorgestellt.

Vorbereitung von Cannabiskraut für Kaltspeisen
Cannabiskraut kann auch in Form von kalten Speisen wie zum Beispiel Joghurt oder Müsli eingenommen werden. Dazu muss es jedoch zuvor im Backofen bei 130 °C für etwa 20 bis 30 Minuten erhitzt werden. Die angegebene Temperatur sollte dabei möglichst nicht überschritten werden, da sonst die Cannabinoide aus dem ungeschützten Kraut verdampfen können. Anschliessend kann das Cannabiskraut gehackt oder gemahlen und zu einer beliebigen Kaltspeise gegeben werden.

Fette und Öle
Um die Cannabinoide vor dem Verdampfen zu schützen, kann Cannabiskraut beziehungsweise Haschisch zerbröselt und in zerlassenem Fett aufgelöst werden. Das THC hält sich dann eher im Fett auf und entweicht nicht so schnell. Wenn möglich sollten Fette beziehungsweise Öle mit einem hohen Siedepunkt wie beispielsweise Palmin oder Biskin der Verwendung von Butter vorgezogen werden. Die Herstellung von Cannabisfetten beziehungsweise -ölen ist relativ einfach. Zunächst erhitzt man das Fett in einer Pfanne. Ob das Fett heiss genug ist, kann man leicht ermitteln, indem man den Stiel eines Kochlöffels in das Fett hält. Bilden sich am Stiel Blasen, so ist die richtige Temperatur erreicht. Falls ein Frittierthermometer zur Hand ist, sollte das Fett bis zu einer Temperatur von 175 bis 190 °C erhitzt werden. Dann kann man das zerbröselte beziehungsweise gehackte Cannabis zu dem heissen Fett geben. Dabei sollte man darauf achten, dass kein Fett spritzt. Das Cannabisfett sollte bei der

oben angegebenen Temperatur noch etwa 5 bis 10 Minuten auf dem Herd verweilen. Möchte man eine Cannabisbutter herstellen, so sollte man die Zeit um etwa 5 Minuten verlängern, da Butter bereits bei 150 °C siedet. Dieses Cannabisfett beziehungsweise -öl kann dann beispielsweise in Joghurt oder Kakaomilch gegeben werden.

Auch Pflanzenteile mit geringem THC-Gehalt können für die Herstellung von Cannabisbutter verwendet werden. Dazu benötigt man: 200 bis 500 Gramm Cannabis-Reste (Blätter, Stängel, männliche Pflanzen), 500 Gramm Butter, 1 Liter Wasser.
Von den getrockneten Pflanzen grob die Blüten abschneiden und für andere Zubereitungen zur Seite legen. Den Stamm wegwerfen. Den Rest der Pflanze in kleine Stücke schneiden und in den Topf geben. Butter hinzugeben und mit Wasser auffüllen. 6 bis 12 Stunden köcheln lassen. Zwischendurch mit Wasser auffüllen. Anschliessend durch ein Sieb giessen. Das Butter-Wasser-Gemisch in den Kühlschrank stellen. Am nächsten Tag aus der fest gewordenen Butter ein Stück herausschneiden und das Wasser darunter abgiessen. Die Butter kann zum Backen von Keksen oder zur Herstellung von Knoblauchbutter oder Ähnlichem verwendet werden.

Getränke
Der Einnahme von Cannabis in Form von Getränken sind eigentlich keine Grenzen gesetzt. Man sollte allerdings auch bei der Zubereitung von Cannabisgetränken darauf achten, dass sie etwas Fett enthalten. THC kann zwar mit Wasser ausgekocht werden, es schwimmt jedoch dann an der Oberfläche und bleibt beim Trinken an der Gefässwand kleben.

Bei der Zubereitung einer Kakaomilch oder Honigmilch könnte man zum Beispiel das Kraut beziehungsweise Haschisch in etwas Butter erhitzen, wenige Tropfen Sahne zugeben und unter Rühren mit Milch aufgiessen. Dann einige Minuten köcheln lassen. Anschliessend kann dies nach Belieben mit Kakao oder Honig versetzt werden. Darüber hinaus könnte die Cannabismilch auch zur Herstellung eines Milchkaffees benutzt werden.

Von vielen Patienten wird die Cannabiseinnahme in Form von Tee bevorzugt. Bei Teesorten, die nur kurz ziehen müssen, sollte der Tee separat zubereitet werden. Anschliessend kann der Aufguss dann mit Cannabis und Milch beziehungsweise Sahne versetzt werden. Damit der Tee nicht so schnell abkühlt und zur Erhöhung der THC-Ausbeute, könnte man das Kraut beziehungsweise Haschisch vor der Zugabe kurz in der Milch beziehungsweise Sahne erhitzen. Teesorten, die lange ziehen müssen, können zusammen mit dem Cannabis aufgekocht und anschliessend mit Milch oder Sahne versetzt werden.

Gebäck

Grundsätzlich kann man bei der Herstellung von Cannabisgebäck auf jedes Backrezept zurückgreifen. Häufig werden jedoch weihnachtliche Gebäcke vorgezogen, da die darin enthaltenen Gewürze vom typischen Cannabisgeschmack ablenken.

Damit das Cannabis sich gleichmässig im Teig verteilen kann, ist es ratsam, das Kraut zuvor sehr klein zu hacken oder zu mahlen beziehungsweise das Haschisch zu zerbröseln. Grosse Haschischmengen können dazu kurz im Backofen erwärmt werden, bei kleineren Mengen reicht oft die Flamme eines Feuerzeuges aus.

Die meisten Rezepte verwenden Haschisch als Zutat. Hat man Cannabiskraut zur Verfügung, so kann es ratsam sein, zunächst eine Cannabisbutter herzustellen und diese zu verwenden.

Als Anregung werden im Folgenden einige Rezepte vorgestellt:

* Spritzgebäck / Zutaten für etwa 50 Stück:
   300 Gramm Mehl
   200 Gramm Butter
   2 Gramm Haschisch (pro Stück etwa 0,04 Gramm THC)
   100 Gramm Puderzucker
   1 Prise Salz
   1 Paket Vanillezucker
   abgeriebene Schale von 1/2 Zitrone
   1 Ei

100 Gramm Butter erhitzen. Das Haschisch erwärmen, anschliessend zerbröseln und in der flüssigen Butter möglichst fein auflösen. Mit der restlichen Butter schaumig verrühren. Den Puderzucker, das Salz, den Vanillezucker, die abgeriebene Zitronenschale und das Ei auf höchster Stufe unterrühren. Nun auf niedrigster Stufe Mehl hinzufügen und gut verrühren.

Teig ca. 1 Stunde kühl stellen. Den Backofen auf 200 °C vorheizen. Den Teig in eine Gebäckpresse füllen und auf mit Backpapier ausgelegte Bleche aufspritzen.

Im vorgeheizten Backofen auf mittlerer Schiene etwa 13 Minuten backen. Nach dem Erkalten der Plätzchen, können diese nach Belieben mit Schokolade oder Ähnlichem verziert werden.

* Zimtkekse / Zutaten für etwa 50 Stück:
    150 Gramm Butter
    2 Gramm Haschisch (pro Stück ca. 0,04 Gramm THC)
    150 Gramm Zucker
    2 Prisen Salz
    2 Prisen Zimtpulver
    1 Ei
    265 Gramm Mehl

50 Gramm Butter erhitzen. Das Haschisch erwärmen, anschliessend zerbröseln und in der flüssigen Butter möglichst fein auflösen. Dann mit der restlichen Butter verkneten. Zucker, Salz, Zimt und Ei hinzufügen und alles verrühren, aber nicht schaumig schlagen. Zum Schluss das Mehl einkneten. Den Teig zugedeckt 1 Stunde kühl stellen. Den Backofen auf 200 °C vorheizen. Den Teig auf einer bemehlten Fläche etwa 4 Millimeter dick ausrollen und mit einem runden Ausstecher beziehungsweise einem kleinen Glas von 6 Zentimeter Durchmesser Plätzchen ausstechen. Diese auf einem mit Backpapier ausgelegten Blech im vorgeheizten Ofen auf mittlerer Schiene etwa 10 Minuten backen.

* Brownies / Zutaten für etwa 30 Stück:
    120 Gramm Zartbitterschokolade
    230 Gramm Butter
    3 Gramm Haschisch (pro Stück etwa 0,1 Gramm THC)
    430 Gramm Zucker
    4 Eier
    140 Gramm Mehl
    1 Paket Vanillezucker
    1/2 Teelöffel Salz
    1/2 Teelöffel Backpulver
    150 Gramm gehackte Walnüsse oder gehackte Mandeln

Zum Garnieren:
    Schokoladenglasur oder Zuckerguss
    Walsnusshälften oder halbierte Mandeln

Die Schokolade im Wasserbad schmelzen. Die Butter schmelzen. Das Haschisch erwärmen, anschliessend zerbröseln und in der flüssigen Butter möglichst fein auflösen. Topf vom Herd nehmen und Butter mit Zucker, Eiern, Vanillezucker und Salz verrühren. Nach und nach die flüssige Schokolade hinzugeben. Das Mehl mit dem Backpulver und den Nüssen vermischen und ebenfalls unterrühren. Die Masse auf ein mit Backpapier ausgelegtes Backblech streichen (ca. 36 x 30 Zentimeter). Auf mittlerer Schiene in den kalten Backofen schieben und bei 200 °C etwa 25 Minuten backen. Die Glasur schmelzen und das ausgekühlte Gebäck mit dem Schokoladenguss überziehen. Abschliessend in etwa 30 gleich grosse Stücke teilen und jeweils mit einer halben Nuss belegen.

* Käseplätzchen / Zutaten für etwa 40 Stück:
    250 Gramm Mehl
    150 Gramm Butter
    4 Gramm Haschisch (pro Stück etwa 0,1 Gramm THC)
    1 Ei
    100 Gramm geriebener Emmentaler
    100 Gramm geriebener Parmesan
    Salz
    Muskat

Zum Garnieren:
    2 Eigelb
    1 Esslöffel Sahne
    Kümmel
    Sesamkörner
    Mohn

50 Gramm Butter schmelzen. Das Haschisch erwärmen, anschliessend zerbröseln und in der flüssigen Butter möglichst fein auflösen. Dann mit der restlichen Butter verkneten, anschliessend das Ei, den Käse, das Mehl und die Gewürze unterkneten. Den Teig 30 Minuten kühl stellen. Backofen auf 200 °C vorheizen. Dann den Teig auf einer bemehlten Arbeitsfläche etwa 3 Millimeter dick ausrollen. Anschliessend runde Plätzchen ausstechen. Diese auf ein mit Backpapier ausgelegtes Blech legen. Eigelb mit Sahne verquirlen, die Plätzchen damit bestreichen und mit Sesam, Mohn und Kümmel bestreuen und etwa 10 Minuten auf mittlerer Schiene backen.

* Mohn- und Sesamstangen / Zutaten für etwa 30 Stück:
125 Gramm Butter
3 Gramm sehr fein gehacktes Cannabiskraut (pro Stück etwa 0,1 Gramm THC)
etwas Pfeffer und Paprika
1/2 Teelöffel Salz
50 Milliliter Sahne oder Crème fraîche
200 Gramm Mehl

Zum Bestreuen:
Mohn und Sesam

75 Gramm Butter schmelzen und das fein gehackte Grass kurz darin anschwitzen. Zur restlichen Butter in eine Rührschüssel geben und mit den Gewürzen und der Sahne beziehungsweise der Crème fraîche verrühren. Zum Schluss das Mehl unterkneten. Den Teig 30 Minuten kühl stellen. Den Backofen auf 180 °C vorheizen. Den Teig auf einer bemehlten Fläche etwa 1/2 Zentimeter dick zu einem Rechteck ausrollen. In 1 1/2 Zentimeter breite Streifen schneiden. Mit Wasser bestreichen und mit Sesam und Mohn bestreuen. Auf ein mit Backpapier ausgelegtes Backblech legen und im vorgeheizten Ofen auf mittlerer Schiene 10 bis 12 Minuten backen.

Zum Kapitel „Cannabis, Fahrtüchtigkeit und Fahreignung"
Auszug aus dem Strassenverkehrsgesetz

§ 24 a 0,5 Promille-Grenze
1. Ordnungswidrig handelt, wer im Strassenverkehr ein Kraftfahrzeug führt, obwohl er 0,25 mg/l oder mehr Alkohol in der Atemluft oder 0,5 Promille oder mehr Alkohol im Blut oder eine Alkoholmenge im Körper hat, die zu einer solchen Atem- oder Blutalkoholkonzentration führt.

2. Ordnungswidrig handelt, wer unter der Wirkung eines in der Anlage zu dieser Vorschrift genannten berauschenden Mittels im Strassenverkehr ein Kraftfahrzeug führt. Eine solche Wirkung liegt vor, wenn eine in dieser Anlage genannte Substanz im Blut nachgewiesen wird. Satz 1 gilt nicht, wenn die Substanz aus der bestimmungsgemässen Einnahme eines für einen konkreten Krankheitsfall verschriebenen Arzneimittels herrührt.

3. Ordnungswidrig handelt auch, wer die Tat fahrlässig begeht.

4. Die Ordnungswidrigkeit kann mit einer Geldbusse bis zu eintausendfünfhundert Euro geahndet werden.

5. Das Bundesministerium für Verkehr, Bau- und Wohnungswesen wird ermächtigt, durch Rechtsverordnung im Einvernehmen mit dem Bundesministerium für Gesundheit und Soziale Sicherung und dem Bundesministerium der Justiz mit Zustimmung des Bundesrates die Liste der berauschenden Mittel und Substanzen in der Anlage zu dieser Vorschrift zu ändern oder zu ergänzen, wenn dies nach wissenschaftlicher Erkenntnis im Hinblick auf die Sicherheit des Strassenverkehrs erforderlich ist.

Beschluss des Bundesverfassungsgerichts vom 20. Juni 2002, Auszüge aus der Pressemitteilung

Das Bundesverfassungsgericht stellt in diesem Beschluss fest, dass einem Verkehrsteilnehmer ein Drogenkonsum im Zusammenhang mit der Teilnahme am Strassenverkehr nachgewiesen werden muss, damit der Entzug des Führerscheins gerechtfertigt ist. Es reicht nicht, dass bei einem Verkehrsteilnehmer Cannabisprodukte im Fahrzeug gefunden wurden.
„Die Kammer stellt eine Verletzung der allgemeinen Handlungsfreiheit des Bf [Beschwerdeführer] fest. Diese Freiheit erfasst auch das Führen von Kraftfahrzeugen im öffentlichen

Strassenverkehr. Der in dem Entzug der Fahrerlaubnis liegende Eingriff in die Handlungsfreiheit war im vorliegenden Fall verfassungswidrig, weil er in keinem angemessenen Verhältnis zum Ausmass der Gefährdung der Sicherheit des Strassenverkehrs stand. Es fehlte nämlich als Grundlage der Überprüfung der Fahreignung ein hinreichender Tatverdacht, der einen Eignungsmangel nahe legte. In Übereinstimmung mit einer jüngeren Entscheidung des Bundesverwaltungsgerichts (NJW 2002, S. 78 <80>) geht die Kammer davon aus, dass der einmalige oder nur gelegentliche Cannabiskonsum ohne Bezug zum Strassenverkehr für sich allein kein hinreichendes Verdachtselement bildet.

Zu dieser Einschätzung kommt die Kammer auf Grund von fachlichen Stellungnahmen und gutachtlichen Äusserungen, die sie zu den Wirkungen des Konsums von Cannabis, Alkohol und anderen bewusstseinsverändernden Mitteln eingeholt hatte. Dazu führt die Kammer unter anderem aus: Der Konsum von Cannabis könne die Fahreignung ausschliessen. Die Fahrtüchtigkeit einer Person sei im akuten Haschischrausch und während der Dauer einer mehrstündigen Abklingphase aufgehoben. Nach heutiger Erkenntnis bestehe in aller Regel aber kein Anlass zu der Befürchtung, dass der einmalige oder gelegentliche Konsum von Haschisch bei den Betroffenen zu einer anhaltenden fahreignungsrelevanten Absenkung ihrer körperlich-geistigen Leistungsfähigkeit führe. Bei einmaligem oder gelegentlichem Haschischkonsum sei es auch nicht überwiegend wahrscheinlich, dass der Betroffene eine drogenkonsumbedingte zeitweilige Fahruntüchtigkeit nicht rechtzeitig erkennen oder dennoch nicht von der aktiven Teilnahme am Strassenverkehr absehen könne.

Bei dieser Sachlage durfte die Fahrerlaubnis nicht allein auf der Grundlage des einmalig festgestellten Haschischbesitzes und der Weigerung, am Drogenscreening teilzunehmen, entzogen werden. Die Kammer betont aber, dass keine verfassungsrechtlichen Bedenken an einer Fahreignungsprüfung bestehen, wenn über den blossen Besitz von Cannabis hinaus konkrete tatsächliche Verdachtsmomente dafür ermittelt worden sind, dass der Betroffene den Konsum von Cannabis und die aktive Teilnahme am Strassenverkehr nicht zuverlässig zu trennen vermag oder zu trennen bereit ist. Dann kann weiterhin die aktive Mitwirkung des Fahrerlaubnisinhabers verlangt und darf die Verweigerung zum Nachteil des Betroffenen gewürdigt werden. In dem weiteren Fall hatte die Polizei nicht nur Cannabisbesitz festgestellt, sondern auch die Reste eines mit Haschisch versetzten Joints im Aschenbecher des Fahrzeugs gefunden."

Beschluss des Bundesverfassungsgerichts vom 21. Dezember 2004, Auszüge aus der Pressemitteilung

Das Bundesverfassungsgericht stellte fest, dass der Nachweis von Spuren von THC im Blut nicht ausreicht, um von einer relevanten psychomotorischen Beeinträchtigung ausgehen zu können. Daher war die Verfassungsbeschwerde (Vb) eines Beschwerdeführers (Bf), dem 0,5 Nanogramm (ng) THC pro Milliliter (ml) Blut nachgewiesen worden war, gegen die Verurteilung wegen Führens eines Kraftfahrzeugs nach Cannabiskonsum erfolgreich.

„Sachverhalt: 16 Stunden nach der Einnahme von Cannabis fuhr der Bf mit einem Pkw. In einer anschliessend entnommenen Blutprobe wurde Tetrahydrocannabinol (THC) in einer Konzentration von unter 0,5 ng/ml festgestellt. THC ist der psychoaktive Hauptwirkstoff von Cannabis. Das AG [Amtsgericht] verurteilte den Bf nach § 24 a Abs. 2 Strassenverkehrsgesetz (StVG) wegen Führens eines Kraftfahrzeugs unter der Wirkung des berauschenden Mittels Cannabis. Das OLG [Oberlandesgericht] wies die Rechtsbeschwerde des Bf zurück. Mit seiner gegen die gerichtlichen Entscheidungen erhobenen Vb rügt der Bf vor allem die Verletzung seiner allgemeinen Handlungsfreiheit. Der Entscheidung liegen im Wesentlichen folgende Erwägungen zu Grunde: Nach § 24 a Abs. 2 Satz 1 StVG handelt ordnungswidrig, wer „unter der Wirkung" eines der in der Anlage zu der Vorschrift genannten berauschenden Mittels wie Cannabis im Strassenverkehr ein Kraftfahrzeug führt. Eine solche Wirkung liegt nach Satz 2 vor, wenn im Blut eine in dieser Anlage genannte Substanz (bei Cannabis THC) nachgewiesen wird. Dabei ist der Gesetzgeber ausdrücklich davon ausgegangen, dass die Wirkungs- und Nachweisdauer bei den einzelnen Mitteln übereinstimmen: Solange im Blut Substanzen eines der genannten Rauschmittel nachweisbar sind, könne angenommen werden, dass die Fahrtüchtigkeit des Kraftfahrzeugführers eingeschränkt und eine Sanktionierung nach dieser Vorschrift möglich ist.

Infolge des technischen Fortschritts hat sich inzwischen die Nachweisdauer für das Vorhandensein von THC wesentlich erhöht. Spuren der Substanz lassen sich nunmehr über mehrere Tage, unter Umständen sogar Wochen nachweisen. Für Cannabis trifft daher die Annahme des Gesetzgebers von der Identität der Wirkungs- und Nachweiszeit nicht mehr zu. Mit Rücksicht darauf kann nicht mehr jeder Nachweis von THC im Blut eines Verkehrsteilnehmers für eine Verurteilung nach § 24 a Abs. 2 StVG ausreichen. Die Vorschrift ist vielmehr verfassungskonform auszulegen; festgestellt werden muss eine THC-Konzentration, die es als möglich erscheinen lässt, dass der untersuchte Kraftfahrzeugführer am Strassenverkehr teilgenommen hat, obwohl seine Fahrtüchtigkeit eingeschränkt war. Dies wird in der Wissenschaft zum Teil erst bei Konzentrationen von über 1,0 ng/ml angenommen. Andere gehen davon aus, dass schon – aber auch erst – ab einem Grenzwert von 1,0 ng/ml eine Wirkung im Sinne des § 24 a StVG nicht mehr auszuschliessen sei. Auch das Bayerische Oberste Landesgericht und im Fahrerlaubnisrecht die Verwaltungsgerichte legen ihrer Rechtsprechung diesen Grenzwert zu Grunde.

Vor diesem Hintergrund sind die angegriffenen Entscheidungen mit dem Grundrecht des Bf aus Art. 2 Abs. 1 GG nicht vereinbar. Sie stellen bei Auslegung und Anwendung des § 24 a Abs. 2 StVG allein auf die festgestellte THC-Konzentration von unter 0,5 ng/ml ab, ohne zu prüfen, ob die Annahme des Gesetzgebers von der Identität der Wirkungs- und Nachweiszeit für das hier konsumierte Rauschmittel noch zutrifft. Nicht erwogen wird deshalb, dass die Wirkungsdauer beim Bf zum Zeitpunkt der fraglichen Fahrt 16 Stunden nach der Einnahme von Cannabis nicht mehr fortbestanden haben könnte."

Begutachtungs-Leitlinien zur Kraftfahrereignung, Auszug aus den Leitsätzen

„Wer Betäubungsmittel im Sinne des Betäubungsmittelgesetzes (BtMG) nimmt oder von ihnen abhängig ist, ist nicht in der Lage, den gestellten Anforderungen zum Führen von Kraftfahrzeugen beider Gruppen gerecht zu werden. Dies gilt nicht, wenn die Substanz aus der bestimmungsgemässen Einnahme eines für einen konkreten Krankheitsfall verschriebenen Arzneimittels herrührt.

Wer regelmässig (täglich oder gewohnheitsmässig) Cannabis konsumiert, ist in der Regel nicht in der Lage, den gestellten Anforderungen zum Führen von Kraftfahrzeugen beider Gruppen gerecht zu werden. Ausnahmen sind nur in seltenen Fällen möglich, wenn eine hohe Wahrscheinlichkeit gegeben ist, dass Konsum und Fahren getrennt werden und wenn keine Leistungsmängel vorliegen.

Wer gelegentlich Cannabis konsumiert, ist in der Lage, den gestellten Anforderungen zum Führen von Kraftfahrzeugen beider Gruppen gerecht zu werden, wenn er Konsum und Fahren trennen kann, wenn kein zusätzlicher Gebrauch von Alkohol oder anderen psychoaktiv wirkenden Stoffen und wenn keine Störung der Persönlichkeit und kein Kontrollverlust vorliegen.

Wer von anderen psychoaktiv wirkenden Stoffen, z. B. Tranquilizer, bestimmte Psychostimulanzien, verwandte Verbindungen beziehungsweise deren Kombinationen (Polytoxikomanie), abhängig ist, wird den gestellten Anforderungen beim Führen von Kraftfahrzeugen nicht gerecht (...).

Wer, ohne abhängig zu sein, missbräuchlich oder regelmässig Stoffe der oben genannten Art zu sich nimmt, die die körperlich-geistige (psychische) Leistungsfähigkeit eines Kraftfahrers ständig unter das erforderliche Mass herabsetzen oder die durch den besonderen Wirkungsablauf jederzeit unvorhersehbar und plötzlich seine Leistungsfähigkeit oder seine Fähigkeit zu verantwortlichen Entscheidungen (wie den Verzicht auf die motorisierte Verkehrsteilnahme) vorübergehend beeinträchtigen können, ist nicht in der Lage, den gestellten Anforderungen zum Führen von Kraftfahrzeugen beider Gruppen gerecht zu werden.

Sind die Voraussetzungen zum Führen von Kraftfahrzeugen ausgeschlossen, so können sie nur dann wieder als gegeben angesehen werden, wenn der Nachweis geführt wird, dass kein Konsum mehr besteht. Bei Abhängigkeit ist in der Regel eine erfolgreiche Entwöhnungsbehandlung zu fordern, die stationär oder im Rahmen anderer Einrichtungen für Suchtkranke erfolgen kann.

Nach der Entgiftungs- und Entwöhnungszeit ist in der Regel eine einjährige Abstinenz durch ärztliche Untersuchungen nachzuweisen (auf der Basis von mindestens vier unvorhersehbar anberaumten Laboruntersuchungen innerhalb dieser Jahresfrist in unregelmässigen Abständen). Zur Überprüfung der Angaben über angebliche „Suchtstofffreiheit" können insbesondere bei einer Reihe von Pharmaka und Betäubungsmitteln auch Haare in die Analytik einbezogen werden (unter Umständen abschnittsweise)."

Weiterführende Literatur

Zu Wirkungen und Nebenwirkungen von Cannabisprodukten

Grinspoon L, Bakalar JB, eds. *Marihuana, die verbotene Medizin*. Frankfurt: Zweitausendeins, 1994 (1. Aufl.), 1998 (10. erweiterte und ergänzte Ausgabe).

Grotenhermen F, Hrsg. *Cannabis und Cannabinoide. Pharmakologie, Toxikologie und therapeutisches Potential*. Göttingen: Hans Huber, 2001 (1. Aufl.), 2004 (2. erweiterte und ergänzte Ausgabe).

Grotenhermen F. *Hanf als Medizin. Ein praktischer Ratgeber zur Anwendung von Cannabis und Dronabinol*. Baden und München: AT Verlag, 2004.

Guy GW, Whittle B, Robson P, Eds. *The Medicinal Uses of Cannabis and Cannabinoids*. London, Chicago: Pharmaceutical Press, 2004.

House of Lords Select Committee on Science and Technology. *Cannabis. The scientific and medical evidence*. London: The Stationery Office, 1998.

Joy JE, Watson SJ, Benson JA, eds. *Marijuana and medicine: Assessing the science base*. Washington DC: Institute of Medicine, National Academy Press, 1999.

Mathre ML, ed. *Cannabis in medical practice: A legal, historical and pharmacological overview of the therapeutic use of marijuana*. Jefferson, NC: McFarland & Co, 1997.

Zu Cannabis und Strassenverkehr
Berghaus G, Krüger HP, Hrsg. *Cannabis im Strassenverkehr*. Stuttgart: Gustav Fischer, 1998.

Grotenhermen F, Karus M, Hrsg. *Cannabiskonsum, Strassenverkehr und Arbeitswelt*. Heidelberg: Springer, 2002.

Zu Rezepten für Cannabiszubereitungen
Gebhardt K. *Backen mit Hanf*. Baden und München: AT Verlag, 1997.

Bobcat, *Das Rauschkochbuch*, Solothurn: Nachtschatten Verlag, 2000.

Zu Cannabis und Arbeitswelt
Fleck J. *Rechtliche Praxis bei Drogenkonsum von Arbeitnehmern*. In: Grotenhermen F, Karus M, Hrsg. Cannabiskonsum, Strassenverkehr und Arbeitswelt. Heidelberg: Springer, 2002.

Grotenhermen F. *Berufliche Leistungsfähigkeit und Cannabiskonsum*. In: Grotenhermen F, Karus M, Hrsg. Cannabiskonsum, Strassenverkehr und Arbeitswelt. Heidelberg: Springer, 2002.

Zum Wachstum und Anbau von Cannabis
Clarke RC. *Hanf. Botanik, Anbau, Vermehrung, Züchtung*. Baden und München: AT-Verlag, 1997.

Cervantes J. *Marihuana Drinnen. Alles über den Anbau im Haus*. Solothurn: Nachtschatten Verlag, 2003.

Bocsa I, Karus M, Lohmeyer D. *Der Hanfanbau*. Münster: Landwirtschaftsverlag, 2000.

de Meijer, *The breeding of Cannabis cultivars for pharmaceutical end uses*. In: Guy GW, Whittle B, Robson P, Eds. *The Medicinal Uses of Cannabis and Cannabinoids*. London, Chicago: Pharmaceutical Press, 2004.

Lizermann LL. *Der Cannabis Anbau: Alles über Botanik, Anbau, Vermehrung, Weiterverarbeitung und medizinische Anwendung sowie THC-Messverfahren*. Solothurn Nachtschatten Verlag, 2004.

Zu rechtlichen Fragen

Die verschiedenen Gesetze (Betäubungsmittelgesetz, Strassenverkehrsgesetz, Strafgesetzbuch, etc.) und Pressemitteilungen zu verschiedenen Urteilen und zum Teil die Urteile selbst finden sich im Internet auf den jeweiligen Seiten der entsprechenden Gerichte.

Im Internet finden sich auch Kommentare zu verschiedenen Fragestellungen, beispielsweise zur ärztlichen Schweigepflicht.

Adressen

Internetseite der ACM und IACM
www.cannabismed.org

Hier finden sich Informationen zu aktuellen politischen und rechtlichen Entwicklungen, neue Studien und Informationen. Es besteht die Möglichkeit, kostenlos die 14-tägig im Internet erscheinenden IACM-Informationen zu abonnieren.

Arbeitsgemeinschaft Cannabis als Medizin e. V. (ACM)
Rückertstrasse 4
53819 Neunkirchen
Deutschland
Telefon: +49-(0)2247-968084   E-Mail: info@cannabis-med.org
Telefax: +49-(0)2247-9159223   Internet: www.cannabismed.org

Kontakt Schweiz der ACM
Bahnhof-Apotheke, Dr. pharm. Manfred Fankhauser
Dorfstrasse 2
3550 Langnau
Telefon: +41-(0)-34-402 12 55

Kontakt Österreich
In Österreich gibt es ebenfalls eine Arbeitsgemeinschaft Cannabis als Medizin (CAM).
CAM-Österreich
Lindengasse 27/9
1080 Wien
Telefon: +43-(0)-1-523 14 00-3   Internet: www.cannabismedizin.at

Bundesinstitut für Arzneimittel und Medizinprodukte,
Bundesopiumstelle
Kurt-Georg-Kiesinger-Allee 3
53175 Bonn
Telefon: +49-(0)-1888 307-0
Telefax: +49-(0)-1888 307-5207   Internet: www.bfarm.de/de/btm/bopst/index.php

Bei der Bundesopiumstelle können Ärzte Betäubungsmittelrezepte erhalten. An die Bundesopiumstelle sind auch Anträge auf Ausnahmegenehmigungen für die medizinische Verwendung von sonst illegalen Cannabisprodukten zu richten.

Bezugsquellen für Dronabinol
Die Firmen THC Pharm aus Frankfurt (Telefon +49-(0)-69-65302222) und Delta 9 Pharma aus Neumarkt (Telefon 09181-231350) stellen Dronabinol aus Faserhanf her. Dieses kann von Apotheken zur Herstellung von Kapseln oder Tropfen erworben werden.
Internetseiten: www.thc-pharm.de und www.delta9pharma.de

Hanfapotheke
E-Mail: info@hanfapotheke.org
Internet: www.hanfapotheke.org
Die Hanfapotheke vermittelt Spender von illegalen Cannabisprodukten an Patienten, die an schweren Erkrankungen leiden und von Cannabis medizinisch profitieren.

Über die Autoren
Dr. med. Franjo Grotenhermen ist Initiator und Vorsitzender der Arbeitsgemeinschaft Cannabis als Medizin (ACM) im Jahre 1997 sowie Initiator der Internationalen Arbeitsgemeinschaft Cannabis als Medizin (IACM) im Jahre 2000. Grotenhermen ist Mitarbeiter des Kölner nova-Instituts in der Abteilung nachwachsende Rohstoffe und Autor einer Vielzahl von Artikeln und Büchern zum therapeutischen Potenzial der Hanfpflanze und der Cannabinoide. Er ist ein international bekannter Experte, Berater und Gutachter zu pharmakologischen und toxikologischen Aspekten der Cannabinoide, für Privatpersonen, Firmen, Gerichte und beispielsweise auch die Weltgesundheitsorganisation.

Dr. rer. nat. Britta Reckendrees studierte Biologie in Düsseldorf. Ihre Promotion schloss sie erfolgreich im Jahre 2004 ab. Seit dem Jahre 2005 ist sie wissenschaftliche Mitarbeiterin der Arbeitsgemeinschaft Cannabis als Medizin (ACM) und dort an der Abfassung von Artikeln, Rundbriefen und Büchern beteiligt.

Index

11-Hydroxy-THC	39, 63
Abmagerung	18, 19, 47, 51
Acetylsalizylsäure	56
ACM	18, 21, 35, 36, 43, 100, 101
ADS	19, 38, 39, 41
Aids	18, 19, 51
Allergien	19, 20
Alzheimer-Krankheit	19
Angststörungen	19
Antidepressiva	56
Appetitlosigkeit	9, 18, 19, 50, 51
Arthritis	19
Arthrose	19
Aspirin	57
Asthma	19, 20, 40, 56, 57
Atropin	57
Augeninnendruck	57
Autismus	12, 13, 18, 19, 44, 56, 57
Benzodiazepine	56, 58
Betablocker	56
Bewegungsstörungen	18, 20, 56
Bipolare Störungen	19
Blasenfunktionsstörungen	9
Blattlausbefall	76
Blutdruck	45, 47, 48
Blutzuckerspiegel	56
Bronchien	12, 18, 19
Bundesarbeitsgericht	69
Bundesinstitut für Arzneimittel und Medizinprodukte	15, 22, 25, 29, 31, 54, 73, 80, 84, 100
Bundesopiumstelle	32, 82, 100, 101
Bundessozialgericht	33, 85, 86
Bundesverfassungsgericht	25, 29, 33, 34, 53, 59, 83, 86, 93, 95
Bundesverwaltungsgericht	25, 29, 53, 72, 60, 83, 94

Cannabidiol	13, 14, 15, 16, 40
Cannabisbutter	88, 89
Cannabisfett	87, 88
Chlorophyll	78
Cluster-Kopfschmerz	19
Coffee-Shop	17
Colitis ulzerosa	19
Depressionen	9, 19, 20, 44, 49
Diabetes mellitus	56
Drogenscreening	64, 68, 69, 94
Dyskinesie	18
Dystonie	18
Endocannabinoide	13, 16
Entzugssymptome	50, 58
Entzündungshemmung	18
Epilepsie	19, 20, 49
Erbrechen	18, 19, 44, 48, 55
Erstattungspflicht	33
Euphorie	48
Fahrerlaubnisverordnung	60, 61
Fibromyalgie	19
Fruchtbarkeit	51, 52
Geringe Menge	23, 27, 42, 44, 64, 65
Glaukom	19, 20, 40, 44, 56
Grüner Star	19, 40
Haschischöl	15, 21, 22
Hepatitis C	18
Herzerkrankung	48, 54, 57, 58
Herzfrequenz	44, 45, 48, 56, 57, 58
Heuschnupfen	19
HIV	18, 51
Hormonsystem	48, 51
Hyperaktivität	19, 44, 49
Hyperalgesie	19
Immunsystem	48, 50, 51
Impotenz	19
Indoor	73, 74, 76, 107

Insulin	56
Joint	37, 94
Juckreiz	19, 20
Krebs	9, 18, 19, 29, 44, 53, 55, 56
Leberzirrhose	9
Magen-Darm-Trakt	39
Magenschleimhautentzündung	19
Marinol	10, 15, 16, 17, 19, 32, 33, 37 40, 43, 51
Menstruationsbeschwerden	19
Migräne	18, 19, 42
Missbrauch	30, 63
Morbus Crohn	19
Morphium	9, 55, 57
Motivationsverlust	49
Multiple Sklerose	18
Muskelkrämpfe	18, 19, 49
Muskelspastik	9
Nabilon	22, 35
Neuralgien	19
Neurodermitis	19
Neuroleptika	19, 56
Nichtsteroidale Entzündungshemmer	57
Niederlande	22, 72
Nützlinge	76
Oberlandesgericht Karlsruhe	80
Opiatabhängigkeit	19
Österreich	10, 15, 16, 22, 26, 27, 32, 35 61, 72, 73, 100
Outdoor	73
Panik	46, 48
Parästhesien	19
Parkinson-Krankheit	18
Petitionsausschuss	34
Phantomschmerzen	19
Phenothiazine	56

Pneumothorax	38
Posttraumatische Stressstörung	19
Privatrezept	36
Psychose	49
Querschnittslähmung	18, 44, 58
Raubwanzen	76
Rebound-Effekt	50
Restless-Legs-Syndrom	19
Rezepturarzneimittel	10, 32
Sativex	15, 20, 37, 40
Schädlingsbekämpfungsmittel	76
Schimmelpilze	74
Schizophrenie	19, 49
Schlafmittelabhängigkeit	19
Schlafstörungen	9, 50
Schlaganfall	18
Schluckauf	19, 20
Schmerzen	9, 13, 15, 19, 20, 48, 55 57, 81
Schwangerschaft	52
Schweiz	10, 15, 16, 17, 22, 26, 32 62, 72, 73
Schwindelgefühl	48, 58
Serotonin-Antagonisten	56
Sinsemilla	14, 78
Spannungskopfschmerz	18
Spasmen	18
Spastik	9, 18, 20, 44, 50
Speichelproduktion	48
Spermien	51
Stecklinge	26, 27, 76, 77
Steinwolle	77
Stimmungsaufhellung	18
Strassenverkehrsgesetz	59, 60, 62, 66, 93, 95, 99
Strassenverkehrsordnung	61, 62
Suchtgiftverordnung	26, 35

Suchtpotenzial	50
THC-Carbonsäure	65
THC-COOH	65
Theophyllin	57
Thripse	76
Tinnitus	19
Tourette-Syndrom	18
Tremor	19
Übelkeit	9, 18, 19, 44, 47, 48, 55, 57
Unfallrisiko	64
Urinprobe	65
Valsalva-Manöver	38
Vaporizer	38, 39, 40, 41, 42, 59
Verbrennungsprodukte	38, 41, 53
Verfassungsbeschwerde	25, 86, 95
Wachstumsmedium	74, 77
Wehentätigkeit (Geburt)	19
Weisse Fliegen	76
Wurzelhormone	77
Zuckerkrankheit	19, 56

NACHTSCHATTEN VERLAG

Kronengasse 11 | CH-4500 Solothurn
Tel. +41 32 621 89 49 | Fax +41 32 621 89 47
info@nachtschatten.ch | www.nachtschatten.ch

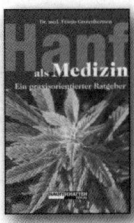

Franjo Grotenhermen
Hanf als Medizin

Das Standardwerk des Cannabis-Experten Dr. F. Grotenhermen gibt umfassend und gut verständlich Auskunft über die Möglichkeiten der Behandlung mit Cannabis und dem Cannabiswirkstoff Dronabinol.

ISBN 978-3-03788-285-6, 192 Seiten, Format 14 × 22,5 cm, Broschur

---

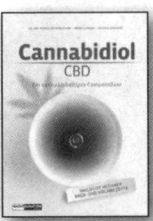

F. Grotenhermen, M. Berger, K. Gebhardt
Cannabidiol (CBD)
Ein cannabishaltiges Compendium

Das Buch vermittelt den aktuellen Stand zum therapeutischen Potential von Cannabidiol (CBD) sowie seiner Verwendung in Theorie und Praxis.

ISBN 978-3-03788-369-3, ca. 128 Seiten, Format 17 × 24,5 cm,
durchgehend 4-farbig, Hardcover (erscheint im Oktober 2015)

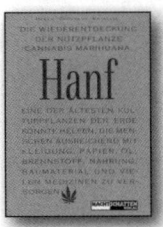

Jack Herer, Mathias Bröckers
Die Wiederentdeckung der Nutzpflanze Hanf

Eine der ältesten Kulturpflanzen der Erde könnte helfen, die Menschen ausreichend mit Kleidung, Papier, Öl, Brennstoff, Nahrung, Baumaterial und vielen Medizinen zu versorgen.

ISBN 978-3-03788-181-1, 526 Seiten, Format 17 × 24 cm, Hardcover

---

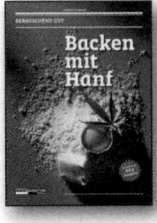

Kathrin Gebhardt
Backen mit Hanf
Berauschend gut!

In diesem neu aufgelegten und stark erweiterten Klassiker wird aufgezeigt, wie mit den verschiedenen Bestandteilen der Cannabis-Pflanze gebacken werden kann. Mit einem Beitrag von F. Grotenhermen ‚Was geschieht mit THC im Körper'

ISBN 978-3-03788-239-9, 128 Seiten, illustriert, Format 16,6 × 24 cm, Hardcover

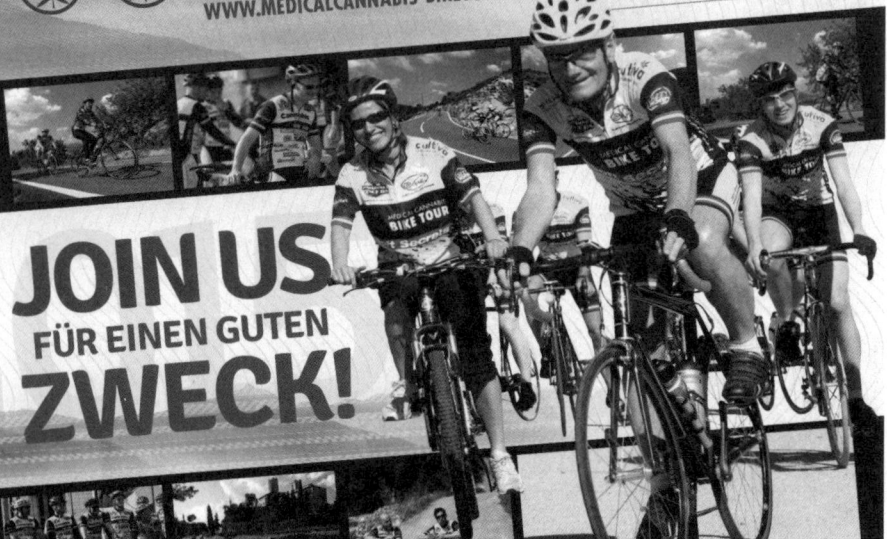

Hanftinktur

Entspannungstropfen

Natürliche Schweizer Hanftinktur, produziert nach traditionellem Rezept

Therapeutische Wirkung:
leicht entspannend

Bei Schlafstörungen, Nervosität.
→Informationen zu Hanfpräparaten
und zur Behandlung verschiedener Schmerzen
und Krankheiten auf: www.hanf-info.ch

Dosierung:
20 bis 30 Tropfen pro Tag in Wasser oder Honig gelöst.

Nebenwirkung:
bis heute keine auch bei stärkerer Dosierung.

Compostion:
Alkohol 72 %, Cannabinoide D-9-THC 0,6 %,
Cannabinol 0,6 %, Cannabidiol 1,2 %
(Werte können leicht variieren)
Enthält keine künstlichen Zusatzstoffe

Erhältlich bei: **SwissHempShop.com**

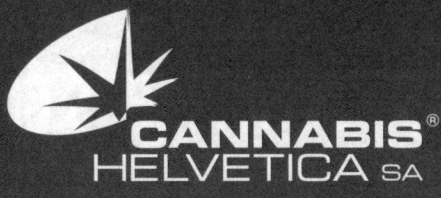

www.cannabis-helvetica.ch

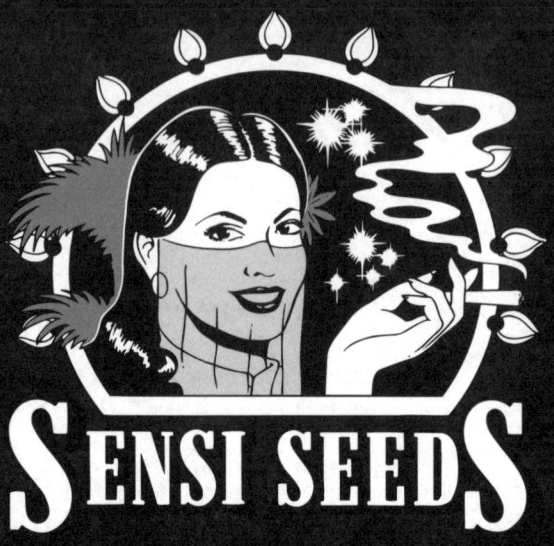

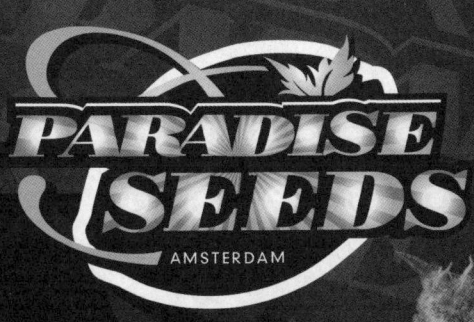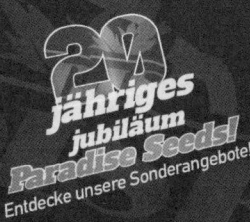

jähriges jubiläum Paradise Seeds!
Entdecke unsere Sonderangebote!

CHECK UNSERE NEUE CBD-GENE!

MIT HOHER MEDIZINISCHER POTENZ, DURGA MATA II CBD UND NEBULA II CBD SIND BESONDERS GEEIGNET FÜR DIE MEDIZINISCHE ANWENDUNG

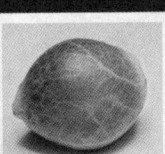
Nebula II CBD®

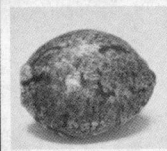
Durga Mata II CBD®

20 Jahre Erfahrung, 20 Jahre superbe genetik, 20 Jahre die besten Ergebnisse!

DUDE, GO GROW THEM!

WWW.PARADISE-SEEDS.COM

PARADISE SEEDS GRAVENSTRAAT 12, 1012 NM AMSTERDAM, HOLLAND   TEL. SHOP: 020 7371599
TEL. OFFICE: +31 20 6795 422   FAX:+31 34 2461027   INFO@PARADISE-SEEDS.COM   WWW.PARADISE-SEEDS.COM
POSTBOX 377 - 1000 AJ AMSTERDAM- HOLLAND

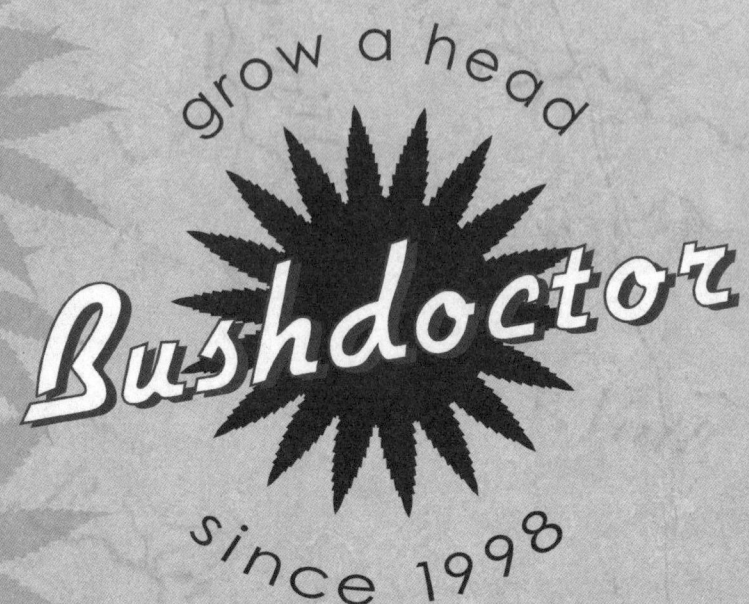

Der Growshop deines Vertrauens in Wien/Österreich

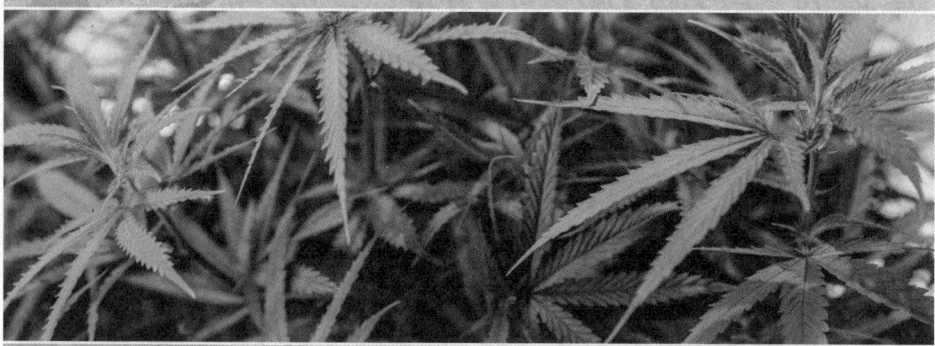

Seeds, Dünger, Substrate, Lüftung, Beleuchtung, Bewässerung

Fachberatung seit 1998

Zentrale Brunn
Industriestr. B12
A-2345 Brunn am Geb.

Alles online bestellbar!
www.bushdoctor.at

Filiale Wien 7
Kirchengasse 19
A-1070 Wien

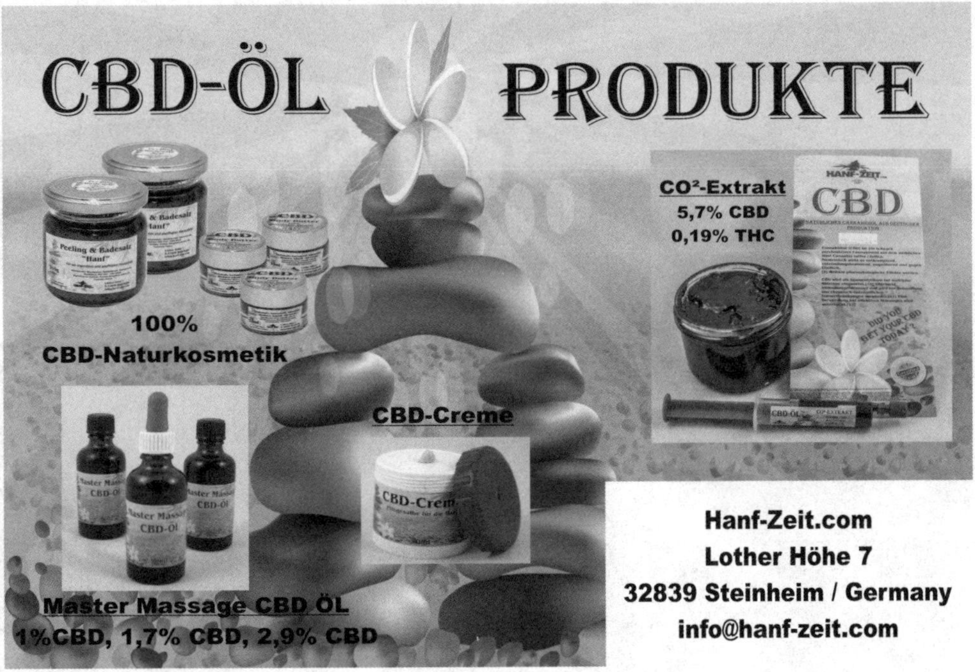

CBD-ÖL PRODUKTE

100% CBD-Naturkosmetik

CO²-Extrakt
5,7% CBD
0,19% THC

CBD-Creme

Master Massage CBD ÖL
1%CBD, 1,7% CBD, 2,9% CBD

Hanf-Zeit.com
Lother Höhe 7
32839 Steinheim / Germany
info@hanf-zeit.com

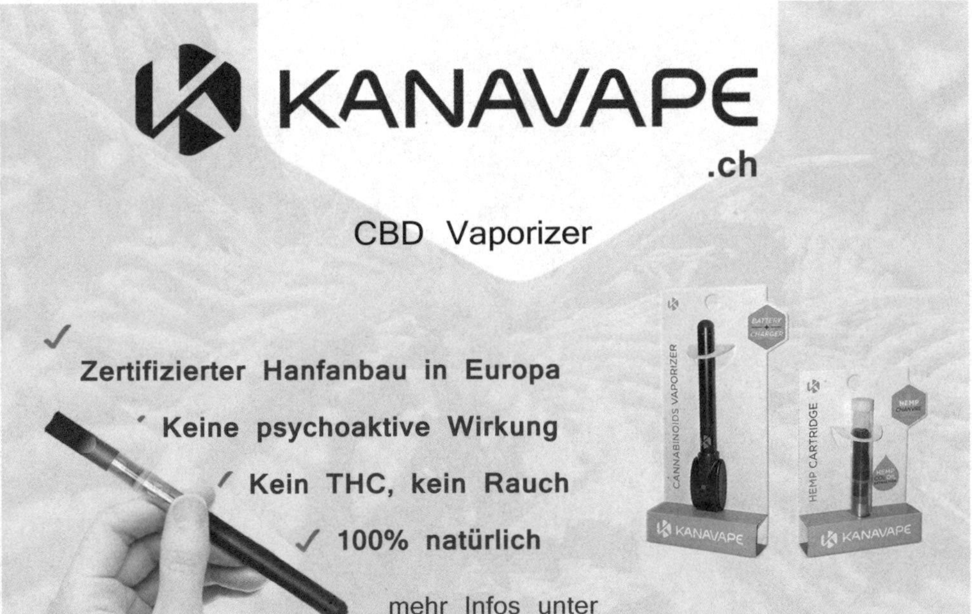

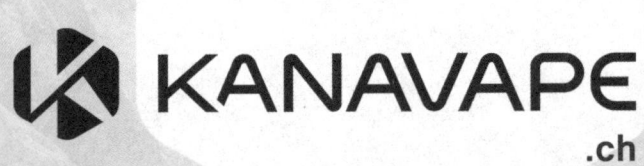

KANAVAPE.ch

CBD Vaporizer

✓ Zertifizierter Hanfanbau in Europa
✓ Keine psychoaktive Wirkung
✓ Kein THC, kein Rauch
✓ 100% natürlich

mehr Infos unter
www.kanavape.ch

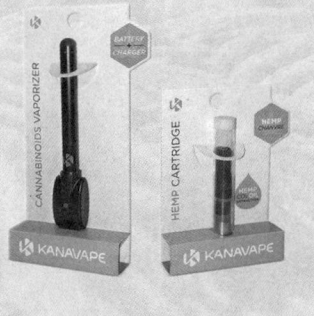

powered by 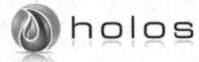 holos

info@kanavape.ch | www.kanavape.ch | www.holos.ch

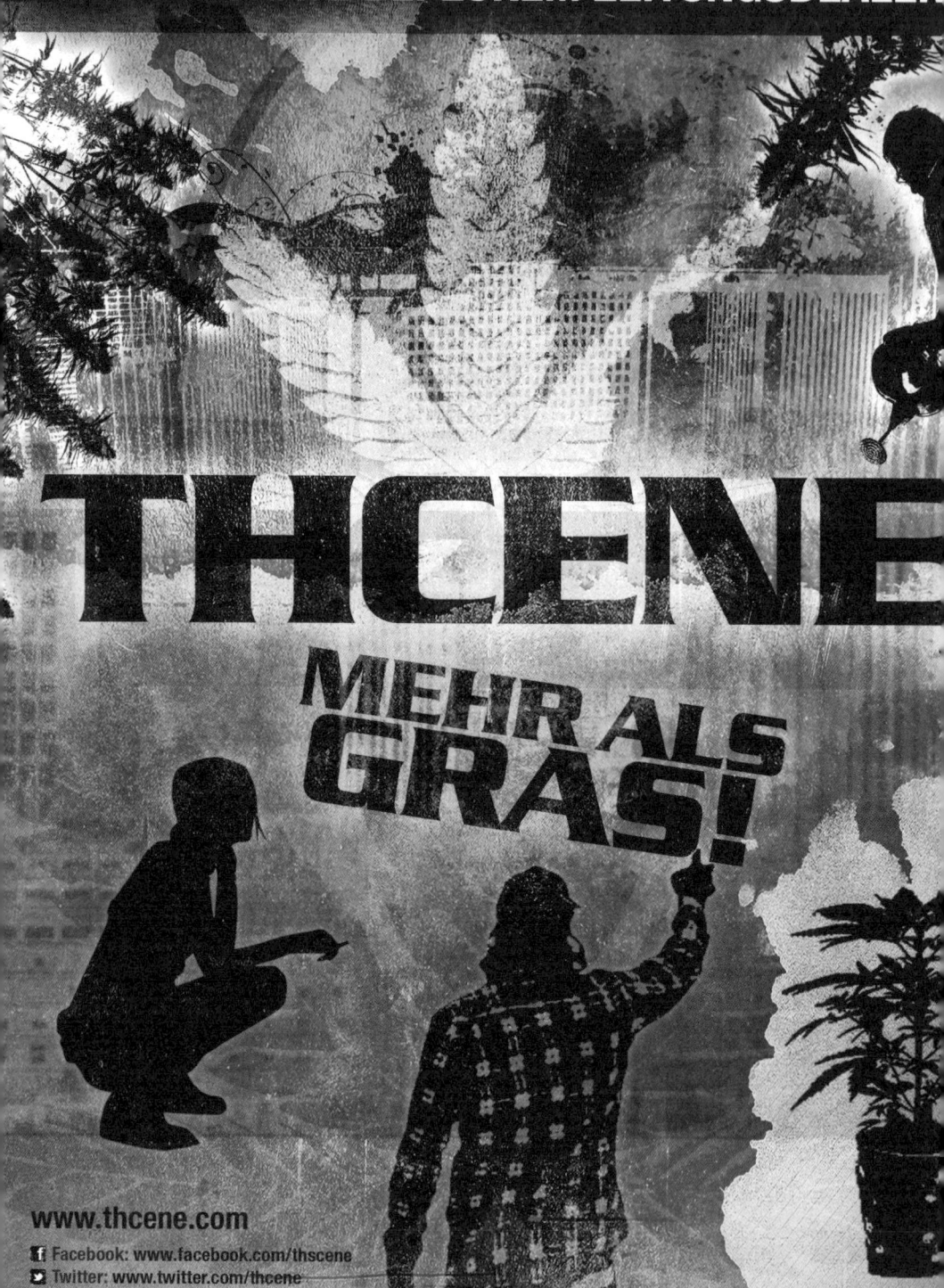

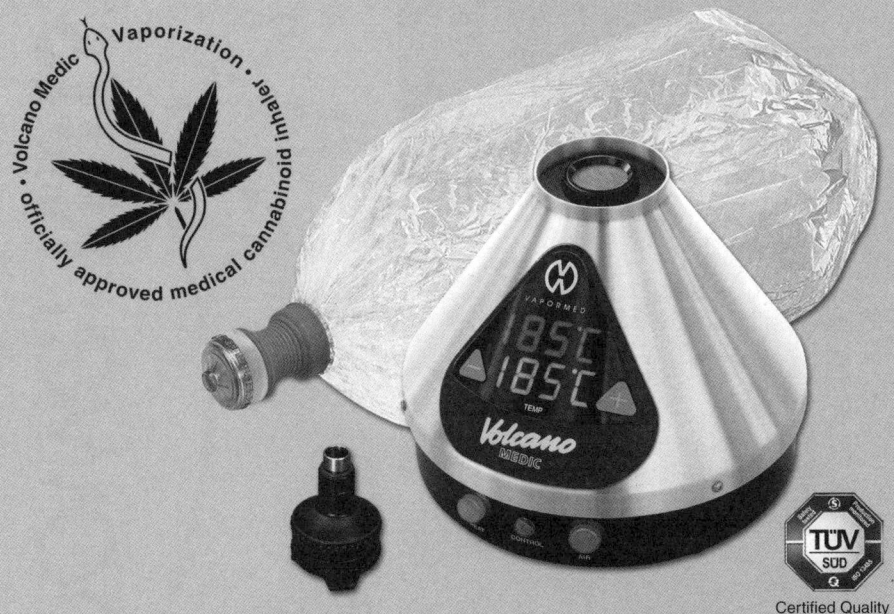

Volcano MEDIC
Cannabinoid Inhalation

Der erste und einzige medizinische Cannabis-Inhalator

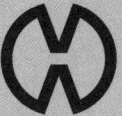

VAPORMED GMBH & CO. KG
Rote Strasse 1 · 78532 Tuttlingen/Germany
Detailed information and online shop:
www.vapormed.com

REICH AN OMEGA 3+6+9 FETTSÄUREN UND HOCHWERTIGEN PROTEINEN

High Performance Selection

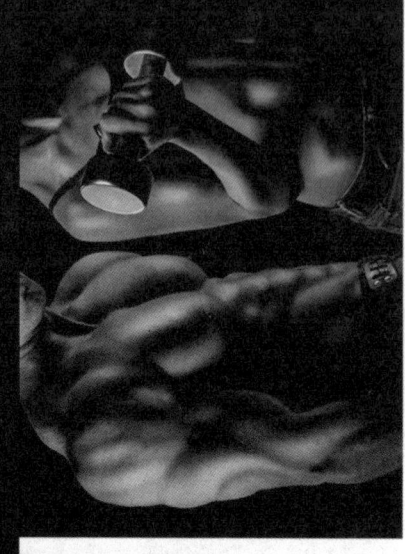

Bio-Hanfprotein

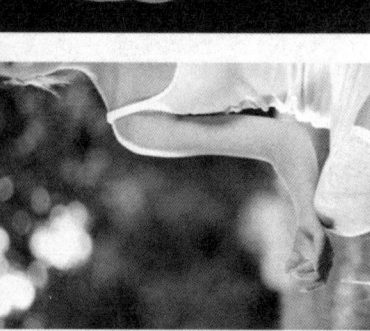

Bio-Hanfnussöl

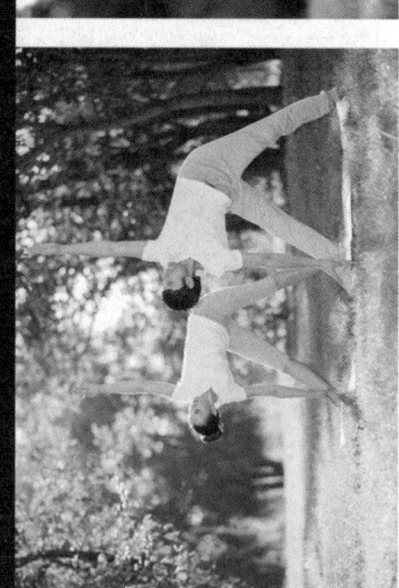

Geschälte Bio-Hanfnüsse

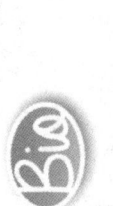

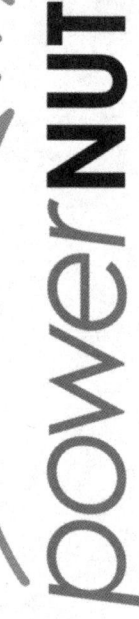

www.powernuts.ch